慈恵医大青戸病院事件

医療の構造と実践的倫理

小松秀樹

日本経済評論社

はしがき

二〇〇三年秋、慈恵医大青戸病院の事件が報道された数日後に、「腹腔《ふくくう》鏡手術に踏みきれない理由」を主要テーマの一つとした前立腺癌についての会合があった。二〇〇～三〇〇名の泌尿器科医が参加したかなり大きい集まりだった。あまりにタイムリーだったので、マスコミ関係者が来ているかもしれないと思っていた。慈恵医大の事件はなかったかのごとく、一切言及されず進行していった。全く触れられないこと自体問題であると思い、かねて最大の問題であると思っていたことを質問した。

第一点。腹腔鏡手術では尿失禁が開腹手術に比べて多い。現在は問題があるが将来は克服されるだろうとの議論があるが、これはヘルシンキ宣言に違反しているのではないか。

第二点。今回の慈恵医大での事故が問題になったが、以前より、腹腔鏡手術では大きな合併症がおきていると聞いている。大きな合併症を防ぐための対策をどうするか。また、患者にどのように合意をとればよいか。

この質問に対し、合併症を防ぐための対策については議論があったが、ヘルシンキ宣言（後述）と合意手続きについては、司会のA医師が議論を差しとめてしまった。差しとめる理由も述べられなかった。これには本当にびっくりした。A医師は日本Endourology・ESWL学会（日本EE学会）の幹部である。学会の姿勢が問われるような重要な問題について、学会の幹部たるA医師の恣意で、真摯な議論を理由なしに差しとめるようなことは社会では通用しない。A医師は警察とマスコミの望む典型的悪役を演じて、警察の介入を正当化しているように見えた。医療は社会の合意がなければ成立しない。A医師は社会が相手であることを意識しているようには思えなかった。

また同じ頃、今回の事件について複数の国会議員と話す機会があった。医師免許を持つ議員は刑事責任を課すことに問題があるとしていたが、医師以外の議員は刑事責任を問うのが当然としていた。国会議員の声の大きさ、議論の乱暴さ、危うさを痛感した。数千年の尺度でみれば、選挙は戦争の代わりであり、政治的意思決定は殺しあいのようなものだから、乱暴なのは当然かと妙に納得した。しかし、彼らの営みがわが国の進む方向を決定している。状況は医師にとって極めて厳しいこと、医療制度全体を高い立場から管理するような絶対的存在はないことを思い知った。正しいかどうかでなく、主張とせめぎ合いの中でさまざまな決定がなされる。乱暴で元気のよい国会議員をみていて、「主張しなければつぶされる」との結論を得た。医療関係者も、襟をただすと同時に、もっと、発言すべきであると痛切に感じた。

以来、この事件について考え続けてきた。考えながら、多くの人に私の考えを文章あるいは口頭で伝えてきた。また、意見も聞いた。この中には医師、看護師、文筆家、新聞記者、法律家、政治家、官僚、学生が含まれる。法律家、医師の小さな集まりで三回講演をして、出席者と議論した。議論する中で私自身の思考も深まった。慈恵医大青戸病院事件をどのように位置づけるか、再発防止のためにどのような手をうつのか。泌尿器科領域の腹腔鏡手術を主たる議論の対象としている日本ＥＥ学会の大島伸一理事長にも、今回の事件について、私の考え方を伝えてきた。

私は、今回の事件が若い医師の個人的な不祥事だとは思っていない。現在の医局講座制の中では、どの大学でも、同様の事件が発生しうると思っている。表面に出ていない同様の事件があったとしても、私は、決して驚かない。

本書では倫理について多くのことを語っている。倫理を語る際には語り手の立場が重要な意味を持つ。そこで、倫理を語るにあたり、自分の立場を明確にしておく。

私は一九七四年大学を卒業後、前後するが、二つの大学の医学部附属病院で十八年間、虎の門病院を含めて七つの一般病院で十二年間、一貫して臨床泌尿器科医として働いてきた。泌尿器科領域の悪性腫瘍を専門としている。現在（二〇〇四年三月）、虎の門病院に泌尿器科部長として勤務している。虎の門病院泌尿器科は年間七百五十件前後の手術をこなしている。これは都内でも有数の診療規模である。私自身、現場の医師として多くの手術を実施している。

虎の門病院泌尿器科の管理者として、第一線の泌尿器科医として、私は、患者に対し、適切な医療を提供する責任を負っている。

現在、当院泌尿器科には私を除いて七名の医師が働いている。五名は大学医局に所属した経験を持たない。二名はそれぞれ、中部地方、東北地方の大学医局から派遣されている。派遣元のいずれの医局にも私は所属したことがない。

七名のうち四名は、専門医資格を有している。私は彼らがさらに高度な技術と知識をもてるよう、指導し、あるいは、そのための環境を整える責任を負っている。残りの三名は泌尿器科専門医資格を有していない。彼らは泌尿器科専門医になるべく修練している。私は彼らに対し、適切な修練を提供する責任を負っている。また、七名全員に対し、経歴を傷つけることがないよう、万全の注意を払う責任を負っている。

虎の門病院では、病院機能評価準備委員として、診療業務全般について、根幹となるマニュアルを起草し、各種マニュアル類整備を主導した。社会と病院に対し、これらのマニュアル類作成に関して、相応の責任を負っている。また、医療安全推進委員会、調査委員会のメンバーとして活動している。社会と病院に対し、虎の門病院の安全管理、事故調査と事故後の対応について、責任の一端を負っている。さらに、手術部連絡会議議長として、手術部の安全で円滑な運営のために努力する責任を、病院と患者に対し負っている。

さらに、日本泌尿器科学会、日本EE学会の会員として、現在と将来の泌尿器科診療を向上させるべく努力する責任を、社会に対して負っている。

二〇〇二年東京泌尿器科研修協議会を組織した。会長として、都内基幹六病院の交流を通じて若い泌尿器科医の技量と知識向上を図るために、この会を運営する責任を、会の構成員に対し負っている。

本書では、今回の事件をうけての私なりの対応策を提示する。広範囲に及ぶが、教科書的な意味での網羅ではない。私が特に重要と考えていることを、私の思考の文脈でまとめた。すべて、私の個人的体験をふまえている。いくつかの具体的提案をしているが、これらは私が負っている責任を果たすべく、私が実施してきたことである。あるいは、これから実施しようとしていることである。

目次

第一部

医療と刑事責任

——倫理と法律のはざまで

新聞報道によれば、二〇〇二年十一月、慈恵医大青戸病院で腹腔鏡《ふくくう》下前立腺全摘除術をうけた患者が、術中の出血が原因で一か月後に死亡し、二〇〇三年九月二十五日、手術を担当した医師三名が逮捕された。三名の医師は、その後、業務上過失致死罪で起訴され、二〇〇四年三月現在、裁判が進行中である。故人の冥福を祈るとともに、遺族に謹んで哀悼の意を表したい。

この不幸な事件の原因には医師の個人的な問題以外に、背景に医師の卒後教育、医局制度、専門医制度、とりわけ医療における倫理の問題がかかわっている。これまで、こうした重要な問題に医療側は真摯に対応してきたとはいえない。警察が医療事故を扱うことには大きな問題があるが、医療側に自浄能力がないので仕方なく介入したとの警察の論理もそれなりに説得力を持つ。

事件についての新聞の論調は三名の医師を極悪人として断罪したものがほとんどであった。しかし、専門家の立場からみると新聞報道には疑問点が多々みうけられた。ところが、三名の医師の逮捕後間もなく、厚生労働大臣は独自の調査なしに、しかも、裁判結果を待つことなく、事件に関わった三名の医師を医道審議会で処分するよう指示した。これをうけて、二〇〇四年三月十七日、医道審議会は、手術を担当した三名のうち二名と、手術を許可した部長の計三名を処分することを答申した。

私は、今回の事件の処理は今後の日本の医療の方向を決めると思う。普通の医師まで警察とマスコミを恐れるようになっている。あいまいな理由により犯罪者にされかねないと思いはじめている。

これが医師の診療行動に影を落としはじめている。医師と患者の信頼関係も崩れてきた。医師は危険を伴う治療方法をとりたがらなくなりつつある。このままでは、将来、外科医を志す人材がいなくなる事態も到来しかねない。医療における罪の明確な定義なしに、医師に刑事罰を科すと医療を壊すことになりかねない。

私は、患者の死を無駄にしないためにも、徹底した調査を行った上で、医療事故防止、医療の質の向上の観点から今後の対策を立てるべきであると考える。個人的責任については、法廷で議論され、三名の医師に罪があるとするのならば、罪とする根拠、処罰の根拠が示されるはずである。ただし、法廷はあくまで争いの場であり、必ずしも真実が明らかになるとはかぎらない。被告の経済的状況や社会的状況によっては、被告が十分な主張ができないこともありうる。

第一部では、今回の事件の分析を交えつつ、医療と刑事責任について考える。材料として、新聞とインターネットからの情報、検事による冒頭陳述要旨を使用した。詳細な事件の情報を得る立場にないので、事件の基本的枠組みについてのみ考察した。

医療に対する過剰な期待と報道姿勢

昨今、医師に対する要求には過剰なものがある。手術を含めて医療は本来不確実で危険を伴うものだが、一般には、通常の医師が実施すれば手術は安全なはずであり、逆に結果が悪ければ医師の技術、能力に問題があったはずだとの認識があるように思える。手術の結果が思わしくないと、医師の人格まで問題にされる。容易に医師個人に対する恨みに発展する。

一旦、恨みが発生すると医師を糾弾する論理はいくらでもついてくる。この恨みは伝播力を持つ。恨みはマスコミや現場の警察官の正義感を刺激する。今回の事件を担当した警察官も、医療に対し一般人と同様の認識を持っていたと思う。死亡した患者の家族の訴えを聞いて義憤にかられたと想像する。医学の成り立ち、特に、医療の限界を知らない普通のまじめな警察官としては当然の反応であろう。しかし、捜査段階での専門家の不在が事件の扱いに多大な影響を与えている。

専門家の目からみて、今回の事件への警察の対応、マスコミの報道は、あまりに情緒的で一方的なように思われた。逮捕された医師が非難されるべき医学的あるいは法的根拠は、逮捕時点では明確にされなかった。一旦、マスコミによる特定医師に対する怒濤のような攻撃が始まると、先の大戦での戦争報道と同じで、記者にも、編集者にも抑制がかからない。こうした日本の大新聞の基本的報道態度は、太平洋戦争の前も後も、一貫して変わっていないように思える。

「早期発見、早期治療」は賢い指針か

八十歳を超えた男性が、前立腺癌のマーカーが正常値よりちょっと上昇したから検査してほしいと、受診されることがある。前立腺に針を何回も刺して組織を採取し、前立腺癌があるかどうか徹底的に検査すべきだろうか。

前立腺癌以外の病気で死亡した男性の、前立腺を細かく調べると、高率で前立腺癌が見つかることが知られている。八十歳以上では、半数を超える男性の前立腺に癌が認められる。高齢男性の多くが前立腺癌を有しており、ほとんどの男性では生涯無症状であることを意味する。これらのうち、ごく一部が進行して臨床的な癌となり、さらにその一部が死の原因となる。

生涯無症状のままとどまるような前立腺癌は、診断されるより、診断されないほうが幸せである。生涯無症状ならば治療もしない方がよいに決まっている。「早期発見、早期治療」を押し進めて、微小な癌まで無理やり早期発見し、早期治療をするとすれば、多数の無用な治療が行われることになる。合併症も発生する。全体としてみれば健康を損ないかねない。八十歳を超えるような高齢者は、早期前立腺癌が発見されても、余命内に進行して死に至ることはまれである。高齢者が「早期発見、早期治療」の標語に従って行動することはメリットよりデメリットが大きい。

「早期発見、早期治療」には不老不死の幻想が含まれている。実際には現代の医師に、人間本来の寿命を延ばすような大それた能力はない。いくら、「早期発見、早期治療」を心掛けていても、高齢になると次々と病が襲ってくる。細胞分裂の回数が生物の種ごとにおおむね決まっているからである。一定年齢を超えると生物は生命を維持できなくなる。健康に注意して、早く手を打てば、いつまでも健康を保てるなどということはない。死は不可避である。高齢者では病気が次々とでてくるのを前提に残りの人生を生きるほうがより幸せである。健康管理に熱心になり過ぎると、「早期発見、早期治療」のみの余生となる。しかも、最終的には失敗するので、心理的にも辛いものがある。

アルフォンス・デーケン先生は二〇〇三年三月まで上智大学の教授をされていた。ふくよかでいつもにこにこされていた。先生は死について日本中で講演して歩かれた。講演の冒頭で、いつも同じことをおっしゃっておられた。

「医者はみなヤブ医者である。なぜなら、いくら医者が努力しても、必ず失敗して人間はいずれ死ぬからである。」

上智大学はイエズス会の大学である。デーケン先生もカソリックの聖職者である。「死を想え」

とするのは中世以後のキリスト教の伝統的態度である。中世、ヨーロッパではペストで短期間に地域の人口の三分の一が死亡するようなことがあった。常に死に直面するような状況があった。死者が生者を呼び寄せる死の舞踏の絵が描かれた。骸骨と鎌が死の舞踏の象徴だった。不可避の死を常に意識することが求められ、よい死を迎えるために、よく生きることが勧められた。ここからルネッサンス以後の自立した個人が生まれるきっかけとなったとする議論もある。カソリックの神父は、癌の告知を死の宣告と重ねて大騒ぎすることに違和感を持つと思う。彼らから見れば、人間は生まれたときから死を宣告されているのである。

不老不死の幻想が医師に対する攻撃を強くしている。古代中国の王の侍医にとって、王の死は自らの死に直結した。秦の始皇帝は不老不死の薬を求めて世界各地に探索隊を派遣した。日本人の少なからざる部分が始皇帝になっている。「早期発見、早期治療」は賢い大人の行動指針とは思わない。日本には「無常観」という年月に磨かれた成熟した死生観がある。

安全な手術はない

手術では治療のためとはいえ、体をメスやはさみで大きく切り裂き、電気メスで焼き、針と糸で縫合する。こうした操作は体に大きなダメージを与える。加えて医師の知識と技術には限界があり、しかも、人の生命は有限である。手術に合併症や偶発症が起こることは不可避である。食道癌、膵臓癌、肝癌などに対する手術では、一%から、多い施設では一〇%を超える患者が、手術の合併症により術後一～二か月で死亡している。

筆者の専門である泌尿器科で、一般的な手術としてもっとも合併症が多いのは、膀胱癌に対する膀胱全摘除術である。一九五〇年代から六〇年代、合衆国では膀胱全摘除術の手術死亡率は二五～六〇%と、驚くべき高さだった。[1] 論文にあらわれたデータでは一九六〇年頃には一五～二〇%まで低下していたはずだが、現実には六〇%もの患者が術後早期に死亡するような施設があったらしい。一九九九年のドイツ・ウルム大学のハウトマンの報告では三六三例中、術後三か月以内に合併症により一一例（三・〇%）の患者が死亡した。[2] 三九%に何らかの合併症が起こり、合併症の治療のために九五例（二六%）に開放あるいは非開放の手術あるいは処置が加えられた。

私が一九九九年まで勤務していた山梨医科大学（現山梨大学医学部）の八三年から九八年までの一四八例では、術後三か月以内に合併症により一例（〇・七%）が死亡した。[3] 細かいものまで含めると実に五七%もの患者に合併症を認めた。この治療のために二二例（一五%）に手術あるいは処置が加えられた。成績としてはウルム大学も山梨医科大学もほぼ同様であり、いずれにおいても、相当に危険な手術であることが分かる。

一般的に術後早期の死亡の原因は、純粋に手術の侵襲に起因するもの、もともとあった別の疾患と手術侵襲の相乗効果によるもの、全く別な疾患が発症したものなどがあり得る。山梨医大で膀胱全摘除術で死亡した患者はもともと肝硬変があった。手術侵襲が加わって、肝不全になり、このため五十四日目に死亡した。

当然ながら、簡単な小手術でも安全とはいえない。前立腺癌で男性ホルモンを抑制するために去勢術（両側精巣摘除）を行うことがある。手術時間十五分ほどの侵襲（体に対するダメージ）の小さい手術である。十数年前になるが、全身の骨転移を伴った前立腺癌に対し去勢術を実施したところ、術後三日目に汎発性血管内凝固症（全身の血管内で血液が凝固する病気）が発症した。多臓器不全となって全身状態が急速に悪化し、術後十日ほどで患者が死亡した。汎発性血管内凝固症は前立腺癌の全身骨転移が原因であり、手術との因果関係はないと判断した。患者家族にも説明して納得してもらったが、家族の感情は穏やかではなかったと想像する。

虎の門病院泌尿器科では、最近の五年間に手術後の合併症あるいは偶発症で二名の患者が死亡した。一人は七十二歳の男性で、慢性腎不全のため、十数年来、血液透析を受けてきた。また、関節リューマチのためにステロイド剤を長期にわたり投与されていた。ステロイド剤を長期投与されていると免疫力が低下することが知られている。尿路上皮癌が、膀胱と両側上部尿路の広い範囲に及んでいたため、放射線治療は適応とならなかった。この患者はリスクが大きかったので、手術をするか、治療せずにこのまま経過をみるか、術前に患者と家族を交えての長い議論があった。結局、患者が手術を決意し、全尿路全摘術（両側腎尿管‐膀胱‐前立腺‐尿道摘除）を施行した。術中、問題は一切なかった。術中出血は九九九ミリリットルだった。これだけの手術としては出血量は多いものではない。術翌日、肺炎を発症した。急速に悪化し、術後四日目に死亡した。

二人目は腎盂癌の手術を受けた八十一歳の男性である。腹腔鏡下腎尿管全摘除術を施行した。術中出血は五七ミリリットルと少なく、術後経過も良好だった。術後六日目の早朝、看護師の巡回時に死亡しているのが発見された。解剖の結果、急性心筋梗塞が死因であると判明した。

虎の門病院泌尿器科ではこの五年間に約三千七百件の手術を実施している。したがって、術後合併症、偶発症による死亡は千五百から二千件に一例程度である。しかし、死に至る可能性を秘めた重篤な合併症はこの何倍か発生する。合併症が発生すると、執刀医は心配して、眠れなくなる。執刀医の心配の程度は患者が想像するよりはるかに大きい。また、早期の再発や転移の進行のために、退院できることなく死亡した患者も少数ながら存在する。

手術には合併症がつきものである。また、入院しているからといって、別の病気になるのを防げるわけではない。特に高齢者では何が起こっても不思議でない。手術を受けることはジャンボジェット機に乗るよりはるかに危険なことであることは間違いない。

手術の不確実性の由来

手術は工業製品の大量生産とは大きく異なる。プレス機でスプーンを作る場合、材料となる鉄板は厚さ、硬さ、熱伝導度、膨張率、磁性、いずれをみても極めて均質である。これを同じ金型で同じ強さで同じスピードで打ち抜くと高い確率で同じ製品が出来上がる。

一方、医療の対象となる患者では、年齢、遺伝子、既往歴、職歴、生活環境いずれをとっても同じ人間はいない。しかも、人間の体は鉄板よりはるかに複雑であり、生命現象を逐一モニターし説明できるほど医学は進んでいない。さらに、生命は有限である。死は不可避であり、いつ訪れるか予想できない。

手術操作も標準化できるようなものではない。人間の臓器は鉄板のように寸分の差もなく一定の場所におかれているわけではない。手術の対象となる臓器を、術野で、その臓器であると認識できるようにすることが難しいこともしばしばある。手術操作は力、方向、スピード、時間などの物理的条件を入力すると自動的にできるようなものではない。基本的にプレス機と同様の意味での再現性はない。手術は毎回新しい独自の作業なのである。しかも、手術を実施する医師の技量にも大きな差が存在する。

複雑、多様かつ有限な人間の生命を、技量の異なる医師がその都度新しい独自の手術操作で扱うのであるから、当然、結果は不確実にならざるをえない。

手術の成果は分散する

病院での医師と患者のトラブルの中には、先に述べたように、医療に対する過剰な期待に起因するものが多い。立派な医師が誠実に手順を踏んで手術すれば、結果は良好であり、結果がよくないのは、手術に問題があったためとされがちである。二〇〇三年後半、天皇陛下の前立腺癌のマーカーが測定限界から微増してきたとの報道があった。これについて、ある人口の多い県の県警本部長だったこともある知人は、宮内庁と担当医師団はたいへんな失態をしでかしたと私に語った。彼は、正しい前立腺全摘除術を行えば、結果は分散することなく、必ず根治するものであるとの固定観念を持っていた。私は、伝えられる陛下の状況は、前立腺全摘除術後の経過として、予想される範囲内のできごとであること、微増は深刻な状況ではないことを説明した。

この知人はある大きな自治体警察の鑑識課長だったことがある。別のときに、鑑識結果が真とすることも五％なり一％の確率で偽である可能性があると申し上げたところ、鑑識結果は一〇〇％正しいと主張した。生物学での真偽は統計学的手法によって判定されることを理解していなかった。

高い地位にあった警察官でも、医学での判断で最も重要な統計学の考え方を知らなかった。また、説明してでも理解してくれなかった。捜査指揮をとる警察官が統計学的考え方を理解していないとなると、多くの要素がかかわる医療を、警察の主導下で科学的に分析することは、到底できることではない。ましてや、一般警察官が医療事故を扱うことの困難さは想像するにあまりある。

知人が考えていたように、同じ種類の手術の結果が全く同じだとするならば、五年生存率は一〇〇％か〇％かになる。五年生存率が〇％の手術は意義がないとみなされて、誰も実施しなくなる。となるとすべての癌の手術成績は五年生存率が一〇〇％になってしまう。実際にはこういうことはなく、癌の手術として五年生存率が九〇％を超えれば治りやすい癌であり、三〇％を下回れば治りにくい癌ということになる。膵臓癌では九〇％の患者が術後三年以内に死亡し、例外的患者のみが術後長期生存する。成績がひどく悪い手術は実施すべきかどうか検討の余地がでてくる。当然、手術を受けるかどうかの判断も患者によって異なってくる。

癌の手術の成果は癌の種類、手術の種類によってもまちまちだし、同じ手術でも個人個人で結果は異なる。

施設や術者による手術の差

ブラジル代表ロナウド選手と、高校選手権予選落ちチームの補欠とではサッカー選手としての個人的能力に隔絶した差がある。プロ同士でもスペインリーグのレアル・マドリッドとJリーグのJ2下位のサッカーチームの強さは比較しようもない。手術も同様に医師間、病院間に大きなレベル差がある。医療の進歩がこうした個人的技量差を埋めるようにはたらけばよいが、最近の医療の進歩は手術の個人的技量差をさらに大きくしている。大きい手術、難しい手術ほど執刀医による差が大きい。

先に述べた膀胱全摘除術の手術死亡率は、東欧や南欧からの報告ではウルム大学や山梨医科大学より高く一〇%程度である。わが国でもかなり成績の悪い施設があると予想するが、成績は明らかにされておらず、実情は分からない。

私が若い頃勤務していた大学病院では、膀胱全摘除術を自力で執刀できると、一人前の泌尿器科医とみなされていた。しかし、日本泌尿器科学会の膀胱癌登録をみると、膀胱全摘除術は年間四百から六百例しか登録されていない。登録漏れを考慮しても、本邦で年間一千例以下と想像される。これに対し、本邦の泌尿器科医は八千名近い。平等に執刀するとすれば、七~八年間に一例しか執刀できない。日本の泌尿器科医全員がこの手術を修得し、高い水準を維持することは不可能である。根治的膀胱全摘除術、回腸代用膀胱造設を実施する場合、手術時間、出血量の中央値は施設により大きく異なる。熟練した執刀医なら五時間、五〇〇ミリリットル程度のものが、大学病院のように症例数の割に執刀する医師が多数いる施設では、言い換えれば、一人当たりの手術件数が少ない施設では、手術時間が十二時間を超え、三〇〇〇ミリリットルを上回る大出血になるところもある。

泌尿器科の手術として、膀胱全摘除術は、日常的な手術としてはもっとも大きいものだが、非日常的な手術には、はるかに困難なものがある。例えば、腎癌では下大静脈内に腫瘍が進展することがある。下大静脈腫瘍血栓が肝静脈流入部を超えると手術は危険になる。こうした手術を最近五年間で五例以上執刀したことのある医師は日本全体で三名以下であろう。都内の大学の半数では、このような症例に対する手術を行っていない。一般病院では無理な手術を行うことはめったにないが、大学病院では経験や能力がなくてもこのような難手術にチャレンジするところがある。本来、極めて危険な手術なので、術中あるいは術後に患者が死亡したからといって問題になることはない。地方の大学病院には、地域の最終病院として他の病院から難しい症例が送られてくるが、一般的に大学病院の診療規模はそう大きいものではないし、手術の水準も高くない。診療の中心となる病棟医長は若く、交代のサイクルが短いので、稀な手術について、経験が乏しい。たまたま遭遇しても、その経験を次に生かしにくい。数年に一例しかないような手術は専門家に送る方が、患者にとっても医師にとってもよいことだが、大学病院、特に、地方の大学病院は無理な手術をしたがる傾向がある。他の施設に患者を送ることを恥とする気配がある。社会も、大学病院を先端的医療を行う場として、チャレンジすることを奨励し、制度的にも予算上も新しい治療法や難手術を実施することを支えてきた。

難手術をこなせるかどうか、それまでの経験や経験年数は判定基準とはならない。難手術をこなせる医師は、卒業後四〜五年目で一通りのトレーニングが終了した段階でこなせるようになっている。できない医師がいくら経験を積んでもできるようにはならない。音楽の世界では、ジャズのマイルス・デービスやクラシックピアノのホロヴィッツはデビューしたときから超一流だった。三流の音楽家が努力しても一流には絶対になれない。音楽ほど極端ではないが、手術も似たようなところがある。新しい手術、難手術がこなせる医師は術前に手術の経過を実際に近いところまで想像できる。安全に実施できることを術前にほぼ確信しているものである。この能力は少数の外科医しか持っていない。こうした少数の外科医に若いころより主導権を持たせることで、周囲の医療水準が進歩してきた。難手術での技量の差がどこまで許されるか基準はない。難手術を実施できる資格を過去の実績に求めると、若い一流プレーヤーは参入できず、手術をこなせる医師がいなくなる。

ある危険な疾患に対してA手術とB手術を百例ずつ実施し、術後三か月以内にA手術では八〇%死亡し、B手術では五%が死亡したとする。話を分かりやすくするために、三か月以内に死亡しなかった症例のその後の生存率は同じだったとする。A手術は危険な手術として世の中から消えてなくなる。これが手術方法の差でなく、同じ手術をA医師とB医師が実施した場合の差ならばどうであろうか。三か月以内の死亡率がA医師が手術すると八〇%、B医師が手術すると五%ならば、A

医師が手術することを周囲が許さなくなる。百例に到達する前に自分で手術することを止めないと、なんらかの処罰を受けることになる。一〇％と五％なら許される技量の差とみなされるかもしれない。どこまでの差が許されるのか基準はない。全国的な交流や競争があればこうした差はなくなる方向に進む。しかし、医局に所属している医師は大学と傘下の病院を行き来するだけで、他の医局と交流するシステムがない。具体的成績を指標とした競争もない。このため、医局間の技量の差は大きいまま、修正されることなく固定される。

業務上過失致死罪

慈恵医大青戸病院事件では、三名の医師が業務上過失致死罪で起訴された。業務上過失致死罪の構成要件は死亡結果の発生、死亡の原因となった行為、その行為が危険な業務に従事する者によって行われたこと、その行為が業務上の注意義務に違反すること（過失）の四点である。ここまで述べてきたように、手術は本質的に不確実で危険を伴う。治療目的を果たせず、結果的に手術の侵襲のために患者が死亡することもある。手術の結果が悪いとき、想定していた病像の当否、治療方法の選択、実施された手術の詳細、術後管理などに問題点がなかったかカンファレンス（診療について検討するための会議）で検討する。医療は極めて多くの決定をしながら行われる。個々の場面での選択した方針が正しかったかどうか、常に、検討の余地が残る。結果からみて、別な方法をとるべきだったといえる場合もあるし、結果をみてもどちらがよかったか議論が分かれることもある。良質な医療現場では改善点がないか、自問し続ける。常に改善の余地があるというのが前提である。実際に日常的に改善し続けている。後からあら探しすれば何かしら不備を指摘することができる。右記、業務上過失致死罪の構成要件のみならば、手術後に患者が死亡したとき、業務上過失致死罪が成立し、外科医は常に犯罪者として扱われる可能性がある。この判断は警察、検察の裁量に委ねられる。裁量部分のあいまいさが医師を不安にする。警察の捜査手法だと、反省すべき点をカンファレンスの記録に残すと、過誤があった証拠とされる。しかも、警察は医療の世界を十分に知らないまま、犯罪をみる見方で、犯罪捜査の手法を用いて捜査するのである。

刑事責任の考え方

森山満弁護士はその著書『医療過誤 医療事故の予防と対策』（中央経済社）で考え方の整理の便宜上、医療過誤と医療事故を別個のものとして定義している。医療過誤とは医療行為上のミスによって、患者に何らかの障害を与えるものであり、医療事故とは医療行為実施の過程でのヒューマンエラーに基づくアクシデントとしている。刑事責任について比較的明確な考えが述べられているので、以下長くなるが、森山氏の著書から引用する。

「医療過誤」は、医療行為上のミス、たとえば癌を見落とすといった診断上のミス、あるいは治療として必要な投薬を怠るといった治療上のミスをいう。この診断上のミスや治療上のミスは、主として一定レベルの医療水準（平均的な医師の平均的な専門的技量）を前提として、その水準（技量）に達した医学的判断に基づく医療行為がなされたかどうかが問題となる（いわゆる専門家責任）。

これに対して、「医療事故」とは、たとえば看護婦が投薬の種類や量を誤る、患者を間違える、輸血の際に血液型を誤る、手術の際に執刀医が体内に遺物を残留する、接続すべきケーブルの種類を誤るといったような人間のエラー（ヒューマンエラー）に基づく「アクシデント」をいう。この場面では、医療水準（平均的な医師の平均的な専門的技量）は問題にならずに、医療というある意味では人体に対して危険な業務に従事する「医療従事者としての水準」が問題となるにすぎない。

わかりやすくいえば、医療事故は交通事故と同じレベルの問題であって、交通事故においてドライバーに対して車の運転という危険な作業に従事する以上は事故を起こしてはならないという業務上の注意義務が認められるのと同じレベルの問題と考えられる。

医療過誤と医療事故を区別する一つの実益は、医療過誤は、原則として刑事責任が問われないのに対して、医療事故は、原則として、医療事故に関与した関係者が刑法上の業務上過失致傷罪ないしは業務上過失致死罪として処罰されうるという点にある。

たとえば、虫垂炎の手術において盲腸の代わりに大腸の一部を誤って切除してしまい、その結果、患者が腹膜炎を併発して死亡したため、担当医師が刑法上の業務上過失致死罪として禁固一年執行猶予四年に処せられたケースがある（宮崎地裁延岡支部昭和五十五年八月二十七日判決・判タ六七八号五六頁）。

同じ手術でも外科医によって専門的な技量の差はあるにせよ、切除部位（手術部位）を間違えることは、どのような医師でもやってはならない（またやらないであろう）ミスであって、専門的技量の差（医療水準の差）ではすまされない初歩的ミスといえる。

これに対して、たとえば癌を見落としてしまい、その結果、手遅れとなって患者を死亡させたからといって（医療過誤のケース）、担当医師が業務上過失致死罪に問われるとしたら、極端なところ医師のなり手はいなくなってしまうであろう。

ここでは、医師の診療行為における医療水準あるいは専門的な判断が問題となっているため、水準（あるいは平均的技量）以下の医療行為に対しては、患者が受けた損害を補償するという観点から民事責任が問われることはあっても、それ以上に刑事責任が問われるとするならば、医師は安心して医療を行うことができなくなるといってよい。

要は、医療水準が前提となる医師の「専門的技量の差」が問題となる場面はあくまでも医療過誤であり、「専門的技量の差」では済まされない場面は医療事故として捉えざるを得ない。この「専門的技量の差」で済まされるかどうかが医療過誤と医療事故を区別する（すなわち原則として刑事責任を問えるかどうかの）ポイントといえる。

腹腔鏡手術の個人的経験

慈恵医大青戸病院事件についての報道に直接触れる前に、腹腔鏡下前立腺全摘除術についての個人的体験と考えを述べる。

腹腔鏡下前立腺全摘除術は一九九〇年代の初め頃、合衆国で試みられたが、実用レベルに到達しなかった。一九九八年から九九年にかけて、フランスのパリとボルドーの二つのグループが技術上の問題をクリアして、完成させた。九九年十一月の日本EE学会でボルドーのピエショー医師が講演し、見事な手術のビデオを供覧した。九九年末には京都大学で寺地敏郎医師（現東海大学）により本邦第一例が行われた。

私自身、日本に腹腔鏡手術が紹介されて間もない頃、犬で膀胱部分切除術を行った経験があるが、人間での腹腔鏡手術の経験はなかった。九九年十一月のピエショー医師の手術ビデオを見て感動し、腹腔鏡手術を導入することを決意した。ピエショー医師はそれまでの腹腔鏡手術と異なり、両手を同時に使用して開腹手術と同様の操作をしていた。腹腔鏡手術がレベルアップし、それまでの腹腔鏡手術と別の領域に入ったと感じた。ピエショー医師の講演の翌週にはボルドーへ行く準備を始めた。まず、院長に腹腔鏡下前立腺全摘除術の準備を始めることを了解してもらい、援助を要請した。腹腔鏡手術に卓越した技術を持つ消化器外科医のH医師にも協力を要請した。その後、二〇〇〇年一月にパリのグループによる講習会が開かれることを知り、これに参加することにした。同年一月末のパリの講習会に、虎の門病院から、私を含めて泌尿器科医二名と、H医師の三名が出席した。この講習会には、日本から十数名の泌尿器科医が参加した。パリの講習会の後、ボルドーにも医師を派遣した。

個人的トレーニングとして、院内の消化器外科、呼吸器外科の体腔鏡下手術を見学し、ドライボックスで毎日朝、昼、夕三回ずつ鉗子操作と縫合を練習した。トレーニングセンターに赴き、豚を使って、手術操作と縫合を練習した。H医師に前立腺全摘除術の解説書と私の開腹手術のビデオを渡し、勉強してもらった。また、開腹での前立腺全摘除術も見学してもらった。

さらに、腎癌に対し、東京医科歯科大学の木原和徳教授に倣って、開腹手術を、肉眼と腹腔鏡を併用しながら小さい創で行い、腹腔鏡下での操作に慣れた。腎癌に関しては、その後、純粋な腹腔鏡手術に移行した。開腹手術と腹腔鏡手術を提示し、双方の利害得失を説明した上で、腹腔鏡手術を選択した患者に対して実施した。現在は、これに加えて、虎の門病院における双方の成績の比較表を渡して、患者にいずれの方法をとるか検討してもらっている。

かくして、二〇〇〇年二月末には準備が整った。前立腺全摘除術を予定された患者に、腹腔鏡手術を選択肢として提示した。通常の説明内容に加えて、腹腔鏡手術の利害得失、さらに、虎の門病院での第一例目であることや、準備状況についても説明した。なかなか、腹腔鏡手術を選択する患者が現れず、第一例目は五月になった。結果的に、この年、計三例にこの手術を実施した。二〇〇〇年には前立腺全摘除術を四十四例施行したので、ごく一部ということになる。手術にはH医師にも参加してもらった。この時点で先行していたグループがあった。そのグループに応援を要請することは敢えてしなかった。少なくとも、開腹手術での前立腺全摘除術に関しては、私の方が経験も知識も豊富だと確信していた。また、先行グループの技量もそう進んだものではなく、応援に応ずることができるほどの腕前ではないと思っていた。また、中途半端に応援を頼むと意思決定に混乱が生ずる可能性もあると考えた。私が執刀したが、前立腺の摘除には困難を感じなかった。出血も少量だった。一例は輸血せず、二例では前もって貯血していた本人の血液八〇〇ミリリットルのうち、四〇〇ミリリットルだけを輸血した。全例、開腹手術に移行することなく手術を完遂した。ただし、予想していたことではあるが、膀胱と尿道の吻合《ふんごう》は困難だった。このため、第一例目は九時間を超える手術時間を要した。

問題となったのは、術後の尿失禁の程度が開腹手術より強く、回復が遅かったことである。フランスのグループは尿失禁について問題がないと発表していた。しかし、わが国では、尿失禁の問題は私に限ったことではなく、二〇〇〇年秋頃より、学会で尿失禁が多いことが議論されるようになった。ずっと後になって、フランスのグループも、二〇〇〇年当時失禁について楽天的すぎたと語っていると伝え聞いた。私は腹腔鏡手術での尿道吻合の方法に根本的な問題があると考えるようになった。他に直腸損傷が多いとの噂も流れてきた。開腹手術という確立した方法がある。手術件数が増えるにつれて改善されるとしても、途中段階の患者には大きな苦痛をもたらす。

腹腔鏡下前立腺全摘除術のような新しい医療を行うには制御のためのルールが必要である。新しい医療はそれなりに危険を伴うからである。このルールは世界的にヘルシンキ宣言として統一されている。一九六四年に世界医師会で採択された。当初の正式名称は「臨床研究に携わる医師のための勧告」だった。その後、マイナーチェンジを経て、二〇〇〇年十月に東京で大改定された。現在は、名称が「ヒトを対象とする医学研究の倫理的原則」と変わったが、基本的思想は変わっていない。医学研究だけでなく、医療全般に通用する倫理的原則とみなされている。採択当初、日本では理想に走り過ぎた夢物語と受け取られていたと想像する。しかし、成文化された倫理は強力な攻撃力を持つ。そもそもヘルシンキ宣言はニュルンベルグ綱領をうけて作られた。ニュルンベルグ綱領は以下に述べるように、第二次世界大戦中のドイツの医師を糾弾する過程で作成された。これをうけて作られたヘルシンキ宣言にも攻撃力があるのは当然である。ヘルシンキ宣言は本邦の法律より上位の規範として、わが国でも強い規範力、強制力を持っている。

ナチスドイツの重大戦争犯罪人を裁いた連合国によるニュルンベルグ軍事裁判の後、ニュルンベルグ継続裁判と総称される一連の裁判が、合衆国単独で遂行された（石田勇治著『過去の克服 ヒトラー後のドイツ』白水社）。この中に、第二次世界大戦中のナチスの収容所で人体実験を実施した医師を被告とする医師裁判が含まれていた。裁判の根拠は、連合国により戦後作られた管理理事会法第一〇号だった。これが規定している罪の中に「人道に対する罪」があった。ニュルンベルグ継続裁判では八〇％の被告が「人道に対する罪」でも有罪となった。この裁判の過程で、人間を対象とした医学実験のあるべき姿を規定したニュルンベルグ綱領が作成された。

一般的に、法治国家では、専制を防ぐために、法律は原則的に制定以前にさかのぼって処罰できない。しかし、合衆国は「人道に対する罪」という大層な罪を作って、戦時中にさかのぼって、ドイツの医師を処罰した。現在につながる合衆国らしい無邪気な傍若無人さと、ホーソンの『緋文字』を思わせる清教徒的理念優先の残酷さが感じられる。『緋文字』ではアメリカの清教徒の入植地が描かれている。そこでは、不義の子を生んだ母親がその子と共に、胸に大きな深紅の密通を意味するAという文字を付けさせられて、処刑台で入植地の住民の前にさらしものにされる。その後、この母親は、その文字を胸につけたままの生活を強いられる。この母子を巡って陰鬱な重々しい物語が繰り広げられる。母親と不義の子の父親である牧師は、キリスト教の文脈で思考し、行動する。若い頃、この本を読んで、清教徒社会の厳しさと、宗教的理念からの演繹が、人間の行動にのしかかるように影響を与えることに、強烈な印象を持った。

私は、腹腔鏡下前立腺全摘除術を続けるかどうか、当時手元にあったヘルシンキ宣言（一九八三年ベニス改訂版）に照らして検討した。同宣言の臨床研究2では、「新しい方法を治療に応用する場合には、予想される効果、危険性及び不快さを、現行の最善の診断法や治療法による利点と比較考慮しなければならない。」と記載されていた。腹腔鏡下前立腺全摘除術には、デメリットとして開腹手術に比べて尿失禁の程度が強いこと、手術に時間がかかることがあった。直腸損傷のような大きな合併症の確率も高かったかもしれない。

メリットとして、術創が小さいことがある。しかし、傷の大きさは尿失禁と比較すると重要度は極めて低い。高齢男性が臍下にある十数センチの傷を気にすることはない。

疼痛が小さいことも腹腔鏡手術のメリットとされていた。しかし、開腹手術でも術後硬膜外麻酔チューブから局所麻酔剤を持続注入することで疼痛はほぼ抑えられ、翌日から歩行できる。

当時、腹腔鏡手術の方が出血量が少ないとの意見があり、腹腔鏡手術を支える重要な論拠だった。私はこれには賛成できなかった。私自身、開腹手術でも半数以上の症例で輸血をしていなかった。

輸血をした場合でも、あらかじめ貯めていた患者自身の血液を四〇〇ミリリットル輸血しただけであった。これも自己血を用意していたから輸血しただけで、多くの症例で輸血を避けようとすれば避けられたと思う。

当時の話ではないが、私は二〇〇三年初めより、全身麻酔を行わず、腰椎麻酔と硬膜外麻酔の併用で前立腺全摘除術を実施している。腹腔鏡手術では全身麻酔が必須である。全身麻酔なしに手術すると、術後、患者の意識は全身麻酔に比べて清明で、精神的ならびに肉体的活動がより早期に回復する。病棟に戻ると、すぐに新聞を呼んだりテレビをみたりすることができる。午前中の手術では人によっては夕方から通常の食事をとっている。

現時点で個々の患者にメリットがなくても、経験を積んでいけば、将来のすばらしい治療法につながると公然と口にする医師もいた。しかし、ヘルシンキ宣言（同前改訂版）の基本原則5は「……被験者の利益への配慮は、科学と社会の利益に常に優先されなければならない。」として、この論理を完全に否定している。

さらに、基本原則7では「……研究に随伴する危険性が、考えられる利益よりも大きいということが判明した場合、医師はいかなる研究も中止しなくてはならない。」と記載されていた。私は、腹腔鏡下前立腺全摘除術の継続を支える論理を見出せず、以後この手術を実施することを止めた。

私は、右の見解を、第二十八回泌尿器科手術手技関東地区研究会で発表した。この日は大雪で強い風が吹き荒れていたこともあり、個人的には印象深い発表だった。サイレント・マジョリティからは、「雪の日の手術手技研究会の講演は印象的でした。」と賛同の声をいただくことが何度かあった。しかし、大学を支配するノイジー・マイノリティには一切受け入れられなかった。私がこの手術を止めて三年後、慈恵医大青戸病院事件が報道されて数日後、前立腺癌についての大きな講演会があった。この講演会の二つのテーマの内の一方は「腹腔鏡手術に踏みきれない理由」だった。この講演会を計画した医師は明らかに、腹腔鏡下前立腺全摘除術をもっと広めるべきだと考えていた。

手術の合併症で、患者が死亡する確率は、私の最近の経験では千五百から二千例に一例程度で必ずしも高いものではないが、常にその可能性がある。二〇〇〇年に私が腹腔鏡手術を執刀した患者についても、一〇〇%安全であると考えて手術したわけではない。もし、患者が死亡したら、私は逮捕されたかもしれない。他のグループの医師に比べて、私は明らかに腹腔鏡手術の経験が少なかったからである。一か月近く勾留されて、過去に腹腔鏡手術の実績がないのに、無理な手術をして患者を死亡させたと責め立てられると、準備不足だったと供述した可能性が高いと思う。外科医はベテランになっても、手術を非常に恐いものだと認識している。術後の経過が悪いと、あれこれ心配し、夜も頭にこびりついて眠れなくなる。術後、患者が死亡すると、外科医をやめたくなる。もっとできたことはなかったか、場面場面でとった手術操作が適切だったかどうか考え続ける。自分を責めたてて悩む。警察がこの心理をつけば、まじめな医師ほど準備不足だったと供述すると確信する。

医師の行動の問題点の検討

慈恵医大青戸病院事件で逮捕された三名の医師の行動の問題点として、新聞は以下の五点をあげていた。各紙の記事の内容とタイミングはほぼ一致していた。間違え方までそっくりだった。警察の発表どおりに報道されたためと解釈される。したがって、以下の五点は警察がアピールしたかった点であろう。

(1) 手術を担当した医師が院内で行うべき手続きを怠った。
(2) 手術を執刀するのに十分なトレーニングを受けていなかったにもかかわらず、エキスパートの援助を受けずに手術を実行した。
(3) 開腹手術に切り替えるタイミングが遅れた。
(4) 患者への説明が不十分だった。
(5) 背景に功名心があり、これが患者の安全に優先されていた。

以下各項目について考えていく。

(1)「手術を担当した医師が院内で行うべき手続きを怠った」

倫理委員会の審査を受けなかったことが非難された。

虎の門病院では研究委員会が臨床試験について審査し、臨床試験に倫理上議論すべき問題がある場合、倫理委員会で審査することになっている。前立腺癌に対する腹腔鏡下前立腺全摘除術は健康保険での医療費支払いは認められていないが、すでに世界でも日本でも数多く実施されている治療方法である。費用については、入院診療費を全額本人の負担とするか、あるいは、手術以外を保険診療にして、手術を病院負担にすることになる。現時点で初めて腹腔鏡下前立腺全摘除術を実施するとしても、すでに他の施設での実績があり成績も分かっているので、臨床試験の対象とならない。臨床試験でなく通常の医療行為として行われる限り、虎の門病院では倫理委員会の審査対象にはならない。少なくとも倫理委員会で検討することが法律で義務とされていたわけではない。

初めて実施する侵襲を伴う診療行為について、後述する「医師のための入院診療基本指針　虎の門病院」の第五一項目では、「経験の少ない診療行為を実施する際には、その旨患者に説明し、準備状況についても説明する。患者が希望すれば経験の豊富な医療機関に紹介する。」と定めている。

この指針は、慈恵医大青戸病院事件がマスコミに登場する少し前に承認された。さらにこの事件をうけて、虎の門病院で初めて行う侵襲を伴う診療行為について、以下の手続きをとることを定めた。

①技術、器械の使用の習熟のために、他院、他医、その他で講習や指導を受ける。その場合、資格が設定されている場合は資格を得る。

②又は技術をしかるべき医師により当院で指導を受ける。この場合は他医を当院の「外部職員による業務委嘱申請」により依頼する。

③インフォームド・コンセントは準備状況を含めて文書により十分に行う。以上の手続きを行い医療実施前に院長に届け出る。

倫理委員会で審査するかどうかは、慈恵医大内部のルールの問題である。また、内部のルールが問題になるとすれば、ルールの存在を知らなければ従いようがないので、その周知徹底が十分に行われたかどうかが問われる。いずれにせよ今回の事件では、直接の上司から手術を実施することの許可を得ていたので、倫理委員会への審査要請が必要であるとすれば、管理上の問題であり、責任はこの上司にあったと考える。逮捕された医師には手続き上の大きな過ちはなかったと思われる。いずれにせよ、倫理委員会に届けずに施設における初めての手術を実施することは、刑法に犯罪としては記載されていない。

(2)「手術を執刀するのに十分なトレーニングを受けていなかったにもかかわらず、エキスパートの援助を受けずに手術を実行した」

逮捕された医師が手術を行うために準備したこと、準備していなかったことについて新聞には詳しい記載がなかった。今回の手術は結果からみて準備が足りなかった可能性はある。新聞にはでていなかったが、今回の事件の執刀医は腹腔鏡下前立腺全摘除術を習うためにアメリカまで行ったと彼の直接の知人から聞いた。最終的に、彼らの上司も許可したことから、準備に問題があると判断しなかったのだとの解釈も成立する。

実際どの程度の準備があれば、腹腔鏡下前立腺全摘除術を実施できるのであろうか。また、必要な準備がなされているかどうか、検証できるであろうか。技術水準を検証する直接的な方法は手術のビデオを専門家に鑑定させることである。これについては、日本泌尿器科学会と日本EE学会が調査していると聞いているので、その結果を待ちたい。しかし、慈恵医大事件の手術の映像がすばらしいものだったとは思えない。ビデオで技術を判定するのに重要なことは、学会の発表ビデオとは異なることを肝に銘じておくことである。学会で発表されるビデオ映像は編集しているから上手に見えるのであって、実際の手術をみると全く異なる印象を受ける。エキスパートの手術でも、うまくいっているときと、事故があったときでは、受ける印象が全く異なるはずである。

医師の技量に個人差がある以上、技量のもっとも高い医師以外の手術は、問題があることになる。

技量が高くないとしても、この手術がわが国にまだ定着していないことを考えると、腹腔鏡下前立腺全摘除術を実施する水準に達していたかどうかを判定することは困難であろう。判定基準は鑑定時に決められるのであって、もとからあったわけではない。刑法上あってはいけないとされる遡及処罰に近いところがある。事故が起きた後の検証結果で、手術前の医師の行動の適否を決めることには、どうしても、人間の行動を制禦する方法としての正当性に問題が残る。となると、手術前に資格審査が必要になる。

泌尿器科医のトレーニングの程度を認定する制度は、青戸病院で今回の手術が実施された時点では、日本泌尿器科学会の専門医制度があるのみであった。泌尿器科専門医資格を取得するためには、五年以上泌尿器科学会会員であること、認定された専門医教育施設での実地修練が完了していること、定められた教育研修単位を取得していること、専門医資格試験に合格していることが要求されている。今回の事件の執刀医は専門医資格を有していた。後で述べるが、症例数の多くない病院も医局の都合のために専門医教育施設として認定されている。学会発表や、論文数は求められるが、手術の技量は一切審査されないなど、臨床泌尿器科医の能力を測る基準としては不十分な点が多々ある。

日本ＥＥ学会は泌尿器科腹腔鏡手術を主たる議論の対象の一つとしている学会である。この学会では腹腔鏡手術の技術認定制度を準備していたが、まだ発足していなかった。

手術を実施する資格として必要十分なものが制度としてあったわけではない。実施する能力があるかどうかについては上司と本人が判断する以外に方法はなかった。現在この手術のエキスパートとされている医師達は、二〇〇〇年一月末にパリで開かれた講習会に出席した後、危ない橋を渡って、向こう岸にやっと到達した。当時、一部の医師は渡りきることができなかった。渡った後、患者にとってのメリットが小さいとして、引き返した医師も私を含めて複数いた。先に述べたように、腹腔鏡下前立腺全摘除術を遂行できたかどうかは、それ以前の腹腔鏡手術の経験とは必ずしも関係なかった。慈恵医大の執刀医が自分の力量を見誤ったと断罪するとすれば、今回の事件では、その根拠は手術の結果に大半があったといわざるをえない。合理的な制度による規制がない状況で手術を実施して、結果が悪ければ刑事訴追されるとすれば、医師は新しい手術を実施できない。実際に手術ではもっと出血が多くても死亡しないこともあるし、術中に一切問題がなくても術後死亡することもある。

二〇〇〇年にこの手術を始めた医師のうち、腹腔鏡手術のエキスパートとはいえないけれども、開腹での前立腺全摘除術の技量の高さで名が通っていた医師は、それぞれ、問題なくこの手術をこなした。当時、泌尿器科における腹腔鏡手術のパイオニアの主催する教室でこの手術を何度試みても最後まで到達しないと聞いた。別のパイオニアのいる施設で大きな事故があったと聞いた。こうした事実は周到な準備が必要だということ示しているが、いかに準備しても危険だということも示している。腹腔鏡手術のエキスパートに手伝ってもらっても必ずしも安全ではない。そもそも、腹腔鏡手術のエキスパートとされる医師の技術が高いとは限らない。

腹腔鏡手術の練習は重要であるが、私の経験からは、過去の腹腔鏡手術の実績より、開腹での前立腺全摘除術の解剖、状況のバリエーションとそれに対処する各種方法を熟知していることがはるかに重要だと感じた。経験と想像力に裏打ちされた危機管理能力はさらに重要である。今回のような手術を執刀できるための条件には、豊富な開腹手術の経験が必須だと思われた。

泌尿器科ではこの二十年ほど新しい手術がつぎつぎと開発され、過去の技術を駆逐してきた。私は一九七四年に医師になったが、当時、実施されていた手術を現在ほとんど行っていない。同じ名称の手術も内容的には別の手術といっていいほど様変わりした。こうした新しい技術は完備した教育システムによって普及定着したのではない。知力、胆力、行動力、そしてなにより想像力に富んだ若い医師が切り開き、これを周囲に広める形で新技術が普通の泌尿器科医に広まった。決して、地位の高いベテラン医師が主導してきたのではない。エキスパートがいて、要請すればすぐ教えにきてくれるような制度はかつて存在したことがない。特に、新しい技術の導入期に完備した教育システムが最初からあるわけではない。程度の差はあれ、進歩には無理と背伸びは必ず附随する。

この避けられない無理や背伸びを、倫理的に受け入れられるようにするための原則が、ヘルシンキ宣言である。ヘルシンキ宣言の最も重要な概念がインフォームド・コンセントであり、ニュルンベルグ綱領から受け継がれた。準備状況、新しい方法の利点と予想される合併症、従来の方法との比較などを十分に説明して、一切の強制を排除した状況で、臨床試験に参加するかどうかを、本人が自由意思で決定する。

臨床試験の段階が終了した新しい治療についても、同様の原則が適応される。新しい手術を実施するとすれば、十分な情報を患者に伝えた上で、新しいがゆえのリスクを伴う手術を受けるのか、従来の克服すべき欠点の残る手術を受けるのか、リスクはないが小さい成果しか期待できない手術以外の治療を受けるのか、あるいは、治療を受けずに様子をみるのかを、本人が選択することになる。教育システムの登場は、新しい技術がある程度普及してからになる。学会では教育のために、専門家に講演を要請する。講演では、しばしば鮮明な映像が提示される。学会で手術を実況中継するような試みも行われている。講習会が開かれることもあるが、せいぜい、練習のための器具を使っての訓練程度である。エキスパートに来てもらって手術を指導してもらえれば、新しい手術の安全性は高まるが、個人的レベルの好意に依存したものであり、とても教育システムといえるようなものではない。最も効果的なのは、新しい手術を実施している病院で医師として働きながら、教えてもらうことである。技術向上のための人事交流は、医療界全体でシステム化すべきであるが、医局の閉鎖性と病院の経済状況がこれを許さない。

エキスパートに教えにきてくれと要請した場合、要請を受けたエキスパートも、それなりの覚悟が必要である。現在のような医師に対するバッシングが強い状況下では、エキスパートが他の病院で手術をすることには大きな危険を伴う。使い慣れた道具がそろっているか、助手の技量は十分か、術前の説明はどのようになっているのか、術後管理はしっかりしているのか、医療事故が起きたとき病院はどこまで医師を守ってくれるのかなど、他の病院で手術することにはさまざまな不安がつきまとう。結果が悪ければ、慣れない悪条件の中で安易に手術をして患者を殺したとされる。極悪非道の医師として扱われかねない。私自身、数年前より、他の病院で手術を頼まれても一切応じないことにしている。

minimum invasive surgery（低侵襲手術）の標語の下、腹腔鏡手術は侵襲が少なく患者に優しい手術であると喧伝されてきた。端的にいえば、メリットは傷が小さいことと疼痛が小さいことである。ただし、術後一週間程度の限定されたメリットに過ぎない。他に腹腔鏡手術のカメラとモニターで映像が拡大されるため、肉眼より細かい所まで観察できるというメリットがあるが、裏返せば、術野全体が常に画面に入っていないというデメリットになる。画面に見えていないところで、手術器具を動かすと事故をおこす可能性があるので、安全確認には開腹手術よりはるかに気を使う。手術器具は、挿入する孔に制限されて、自由に動かせない。開腹手術では多少の制限はあるが、器用に軟らかい操作ができる自分の手を、様々な方向から自由に使える。大きな問題が起これば開腹手術に変更するのだから、安全性からいえば、当然、開腹手術が優れている。

日本ＥＥ学会はこうした腹腔鏡下前立腺全摘除術のマイナス面を周知徹底してきたとはいえない。学会では腹腔鏡手術のよい面は大声で主張されたが、マイナス面の表現はひかえめだった。たとえば、腹腔鏡下前立腺全摘除術では強い骨盤高位をとるので、出血は低い上腹部に流れて回収できない。正確な出血量が計測できない。この手術の先達は出血量が少ないことを強調するのみで、出血量の計測がきちんとできないことを述べてこなかった。想像力の乏しい医師が危険性と必要な準備の想定を誤ることは十分ありえる状況だった。いずれにせよ、刑法には医師が自己の能力を高く評価し過ぎることを罪とする条項はない。

(3)「開腹手術に切り替えるタイミングが遅れた」

報道では、開腹手術に切り替えるタイミングが遅れたために出血が多くなり、これが死の原因となったとされていた。

手術中の出血は開腹手術でも最大の問題である。手術を見学するとすぐ分かるが、止血は易しい技術ではない。手術は絶対の安全を保証できるようなものではない。しかも、腹腔鏡手術は開腹手術より止血が難しいので、術中出血による死亡事故はこれからも起こる。術中出血による死亡が、技術上、あるいは、医療上の判断ミスとして、業務上過失致死罪に相当するとされるならば、腹腔鏡手術中の出血で死亡するようなことがあった場合、家族と警察が意図すれば、開腹手術に切り替えるタイミングが遅れたとの理由で、執刀医は刑事責任を問われることになる。タイミングが遅れたとする根拠は、死亡した事実に求められる。外科医になるには、犯罪者になることを覚悟しなければならなくなる。

この状況は、刑事事件で被告が無罪になったとき、逮捕した警察官が、逮捕監禁罪に問われるようなものである。死刑執行後に無罪を示す証拠がでたとき、判決を言い渡した判事が、業務上過失致死罪、あるいは、殺人罪に問われるようなものである。実際には、警察官や裁判官がこれらの罪に問われることはない。行為当時の状況から見て適正な手続きさえ踏んでおけば、それが結果的に間違っていたとしても免責されるのである。

新聞では青戸病院の手術の出血量は六〇〇〇ミリリットル程度と報道されていた。私はこうした報道をみて、なぜこの程度の出血量で患者が死亡したのか不思議に思っていた。

私のところには、十数年前より、非日常的な難手術を必要とする患者が、他の病院からよく送られてくる。大きな手術をこなすことが多いこともあり、私自身、六〇〇〇ミリリットル以上の出血をきたした経験が十例近くあるが、このために患者が死亡したことは一度もない。

私が実施した手術で、特に出血の多かった二例を説明する。

最も出血が多かったのは婦人科の患者である。卵巣癌の手術後、下静脈内で血液が自然に凝固し、血栓が形成された。これが下大静脈内で成長し、心臓に達した。この凝固した血液の塊の一部が外れ、血流にのって血管内を移動し、肺動脈を閉塞する事態が繰り返された。酸素が血液に取り込まれなくなり、患者は生命の危機に瀕していた。ある夜、心臓外科の部長から私の自宅に電話が入り、肝臓の下から心臓までの血栓を取り除き、肝臓の下で下大静脈を切断する手術を、心臓外科チームと一緒に実施することを依頼された。私が、下大静脈を扱う手術に慣れていたためである。血管内で血液が凝固したため、血液を凝固させる成分が足りなくなり、出血しやすくなっていた。術野のいたるところから恐ろしいほど出血した。手術中の緊張と恐怖、ひざが震えるような感覚は、私の記憶に刻み込まれている。術野にでた血液を吸引で人工心肺に戻しながら手術した。術野から人工心肺に戻した血液を含めると三万ミリリットル以上の出血があった。この患者は術後乗りきれないと思ったが、私の予想はよい方に外れ、自分で歩いて退院した。

人工心肺を使用しない手術でも一万六〇〇〇ミリリットルの大出血を経験したことがある。骨盤内の巨大な平滑筋肉腫（悪性腫瘍）が自然破裂して腹腔内に出血した。開腹すると腹腔内圧が下がったことから出血が激しくなった。結局、腫瘍を摘除するまで出血はとまらなかった。この患者も術後回復して歩行できるようになったが、一か月後のCTで、骨盤内に小児頭大の腫瘍の再発を認めた。

出血への対処は、手術そのもの以外に、担当医による術前の輸血準備のオーダー、輸血部による迅速な血液の確保、麻酔医による適切な時期の適切なスピードでの輸血が重要な要素になる。

日本麻酔科学会理事長は三名の泌尿器科医の逮捕後六日目、見解（資料1）を発表した。この見解の記載では、手術開始時に血液中の血色素量が一デシリットル当たり一五グラムだったものが、手術開始八時間三十分後には同八・三グラムまで低下していた。血色素量とは血液の濃さを表し、出血があると低くなる。ただし、血管が収縮していると、出血があっても低くならないので注意を要する。赤血球濃厚液四単位（血液約八〇〇ミリリットルを遠心分離し、血漿の大半を除いた赤血球成分。血液二〇〇ミリリットル分が一単位にあたる）の輸血施行後にさらに一デシリットル当たり七・六グラムまで低下していた。血液の濃さが手術開始時の半分に薄まったことを意味する。長時間にわたる出血に対し、必要な輸血をせずに、輸液で対処していた結果のようにもみえる。それにもかかわらず、この見解では、麻酔管理に関してなんら問題はないと結論づけていた。しかも、この結論の論拠を一切提示していなかった。十分な調査を経ての見解か、政治的目論見を持っての見解か検討の余地がある。

(4)　「患者への説明が不十分だった」

二〇〇三年九月二十六日付の読売新聞では手術前の説明が不十分とされていたが、少なくとも、読売新聞の記事には、本来患者に説明されるべきであるにもかかわらず、実際には説明されていなかった項目について具体的には記載されていなかった。日本経済新聞には開腹手術が選択肢として提示されていなかったこと、高度先進医療の対象となっている医療であることを説明しなかったとの記事があった。

私は、前立腺被膜内に限局した前立腺癌では、無治療経過観察、根治的前立腺全摘除術（開腹と腹腔鏡）、放射線治療（外照射と組織内照射）、内分泌療法について、外来段階で文書を渡して説明し、どの治療方法を選択するのか、本人に時間をかけて検討してもらっている。ただし、この選択肢も私の考えであり、一般的な合意があるわけではない。合衆国では内分泌療法は選択肢として提示されないと想像する。私は、現時点で、高温度療法、凍結療法など評価の定まっていない新しい治療法については説明していない。

開腹による前立腺全摘除術では、執刀医が熟練していれば、手術時間一時間三十分から二時間二十分、出血量は尿を含めて一五〇〇～五〇〇〇ミリリットル、半数以上で輸血を必要とせず、必要となっても自己血以外の輸血を要することはほとんどない。硬膜外チューブから麻酔剤を持続注入すると、疼痛も大幅に緩和される。当日、あるいは、翌日から食事がとれる。翌日より歩行可能である。ただし、医師の能力差は大きく、手術時間六時間、出血量三〇〇〇ミリリットルという大手術になってしまう施設もあると想像する。技量のばらつきがあまりに大きいと、正当な説明内容を一般的に規定するのが困難になる。

開腹手術の提示なしに、腹腔鏡手術を実施したとすれば、私の感覚では少なくとも民事上の賠償責任は発生する。しかし、以下に述べるが、私と同様の感覚を持っている泌尿器科医は現状では少数である。

私が診察している元裁判官に、前記選択肢を示したところ、「患者に選択させるのは無理がある。本邦はまだそのような状況にはない。」と苦情をいわれた。この元裁判官は司法制度改革の議論で、裁判における日本人の裁判所まかせの態度をなげき、国民の精神的自立を強く訴えていることを後で知った。患者に治療方法を選択してもらうことの困難さが分かってもらえると思う。

実際、前立腺癌の治療について、セカンド・オピニオンを求めて私の外来に来た患者に聞くと、多くの病院で私が挙げた選択肢は提示されていない。関西から来た内科医は、京都の大病院で、開腹による前立腺全摘除術しか提示されていなかった。北陸から来た企業経営者は内分泌療法しか提示されていなかった。

二〇〇三年二月、泌尿器科専門医試験の面接試験の試験官として、ある都市に赴いた。受験者が腎癌症例を提示した。腹腔鏡下根治的腎摘除術が行われていた。その病院での腹腔鏡下根治的腎摘除術の第一例目であり、A大学病院から経験のある医師を招いて手術を実施したとのことであった。術前の患者への説明内容を質問したところ、第一例目であることも、準備状況も、開腹手術を選択しうることも、腹腔鏡手術の利害得失も説明されていなかった。言い繕うこともしなかった。専門医試験の症例提示はそれなりの準備をしたはずである。しかし、受験者は術前に何を説明する必要があったのか、面接試験の前に考えた形跡がなかった。インフォームド・コンセントが医療の重要な部分であることを理解していなかったためであろう。A大学を含めて、この地方では、患者への説明内容を、緊張感を持って決めているとは思えなかった。手術前の説明内容に対する緊張感の欠如は全国的にみられる。ある関西の有名な大学に勤務する知り合いの若い医師に尋ねたところ、その大学病院でも腹腔鏡下腎摘除術を行うにあたって、開腹手術を選択肢として提示していないとのことであった。

多くの新聞で高度先進医療を受ける際に必要な特別な同意書がなかったことを指摘していた。各紙の記者は警察の発表をそのまま記事にしたものと思われる。高度先進医療はあくまで医療費支払いのための制度である。本邦の保険診療では、保険診療が認められていない診療行為を患者本人負担とし、診療保険で認められている診療部分については保険から支払いを受けることは禁止されている（混合診療の禁止）。保険診療を認められていない手術を行う場合、すべての入院診療費を患者が自費で支払うか、あるいは、手術分を病院が負担するかのいずれかになる。高度先進医療の認可を受けるには、資格の定められた病院で、病院の費用負担で手術を五件実施し、この結果を添えて厚生労働省に申請する。認可されると、以後、手術については、患者個人から定められた費用の支払いを受け、手術以外については健康保険で支払いを受けることができる。混合診療禁止の例外を認める制度である。特定の診療行為が健康保険の適応を受ける前の段階の医療費支払い制度であり、「高度先進」には言葉通りの意味があるわけではない。認可を受ける前の五件の診療は高度先進医療ではないし、健康保険での支払いが認められれば、その瞬間、高度先進医療ではなくなる。実際、本邦で多くの腹腔鏡下前立腺全摘除術が行われているが、高度先進医療として実施されているのは、その一部に過ぎない。

青戸病院で実施するとすれば、保険診療が認められていない通常の診療として実施することになる。保険適応外診療を実施するのに、いかなる手続きが必要なのかは院内の問題である。いずれにしても、高度先進医療ではないので、特別な同意書は必要ない。

合併症、危険性も重要な説明項目である。先にも述べたように、腹腔鏡下前立腺全摘除術で大きな事故が起きていたことは一部では知られていた。今回逮捕された三名の医師が、この手術での過去の事故情報を知っていたかどうか分からないが、こうした事故を含めて、手術の危険性について患者に十分な説明をしていなかったとすれば、倫理上、強く非難されるべきである。ただし、説明不足は、これまで民事責任を問われても、刑事責任を問われることはなかった。

開腹手術との比較で患者に説明すべきだったことは尿失禁である。前に述べたように、腹腔鏡手術では尿失禁の頻度が開腹手術に比べて高いことが二〇〇〇年末頃より学会での議論に登場するようになった。その後、東北大学の荒井陽一教授が、多施設で前向きの(過去の症例でなく、調査開始以後の症例を比較する)比較検討を行い、同様の結果を発表している。

今回の手術では、以上述べてきたことに加えて、これまでの経験、準備状況などの説明が必要だったが、新聞には明確には記載されていなかった。私は、患者家族の怒りからみて十分な説明がなかった可能性が高いと思う。ただし、今回の事件での説明の不備は特殊なことではない。青戸病院事件以前、本邦の多くの大学には、初めての手術を行う場合、過去の経験や、準備状況を十分に説明する習慣、あるいは、文化がなかった。教授が新しい手術を実施すると決めると、主治医、担当医は患者にその手術を受け入れさせることが責務となった。ほとんどの大学で、教授自身が説明する習慣がなかった。主治医、担当医はその手術を受けるよう患者を誘導した。他の選択肢をとりうるような十分な情報が患者に与えられることはめったになかった。

私は、初めての手術を実施するのに、過去の経験や、準備状況を説明していないとすれば、厳しく非難されるべきだと思う。しかし、こうした説明が不足していたとしても、過去には、医療水準の問題だとして、民事事件として扱われてきた。民事責任と刑事責任では重みが全く異なる。

従来、民事責任しか問われてこなかったことについて、刑事責任を問うには、明確な法的根拠が必要である。私は一概に刑事責任を問うことに反対するものではない。しかし、後で詳しく述べるが、医療に与える影響の大きさと、罪刑法定主義の観点から、刑事責任を問うための条件として、刑罰を科す前に法律を改正して、明確に罪を定義すべきだと考える。ただし、遡及処罰禁止の原則があるので、今回の事件の被告を、改正した法律に基づいて処分をするのは不可能である。

(5)「背景に功名心があり、これが患者の安全に優先された」

功名心は、医師に対する憎悪を掻き立て、有罪にしやすくするために、警察が考えたストーリーだと思う。いずれにしても、心の中の問題なので立証不可能である。もし、あったとしても罪とするための根拠にはならない。

これに関わる本邦の医療界の状況を説明する。

最近の日本EE学会や日本泌尿器科学会は、腹腔鏡手術ができないと生き残れないとの認識を若い医師に持たせてきた。逮捕された医師が心の中で何を考えていたのか分からないが、私は功名心のためにこの手術を実施したとは思わない。すでに多くの施設で実施されている手術であり、これに成功したからといって大きな手柄にならないからである。ただ、慈恵医大が先端医療に追い付いていないとの焦りを、逮捕された若い医師が持っていたかもしれない。また、追い付くために働くのは、医局の先輩ではなく、自分達だと思っていたと想像する。

この事件当時、慈恵医大泌尿器科教授は本院の病院長の職にあった。彼は、穏やかで誠実な性格と、多分、事務能力に長けていたために、本院副院長になり、その後、本院病院長に就任した。このため、教授在職中、泌尿器科の指導はほとんどできなかったはずである。当時、慈恵医大泌尿器科には学会で目立つような傑出した外科医はいなかった。中堅以下の比較的元気のよい医師が、新しい手術を取り入れ、定着させるのは自分の役割だと判断したのは自然なことだと思う。

先にも書いたが、新しい手術を行うのは、高い地位にある医師ではない。猿が道具を使用するようになることがあるが、使い始めるのは元気のよい若い猿である。一匹が始めると、徐々に若い世代から群れに浸透していく。私も、かつて、このような若い猿だった。私自身、大学外の症例の豊富な病院に勤務することが多かったため、三十歳頃には泌尿器科のたいていの手術をこなせるようになっていた。

この頃より、周囲で実施していない初めての手術を手掛けるようになった。新しい手術を行うにあたり、本と論文で可能な限り知識を集積した。その上で、想像力を駆使し、手術をシミュレーションした。安全に手術できると確信してから実行した。手術によっては、実際の手術を見るために、内外の専門家を訪れた。有用だったこともあったが、そうでないことも多かった。例えば、前立腺全摘除術が本邦でほとんど実施されていなかった頃、二か所の病院にこの手術を見学にいった。いずれも、乱暴な手術だったので得るところがなくがっかりした。いくつかの新しい手術を手掛けたが、幸い、大きな合併症が起きたことはなかった。

医師になって六、七年目以後、新しい手術を取り入れるのは私の役割だと思っていた。周囲も私の役割だと思っていた。これらの手術の多くは本邦に経験者がいなかった。あるいは、稀な症例で経験を蓄積しにくいものだった。欧米で行われている新しい手術を、そのままではなく、大幅に改良して実施したこともあった。他にやれる医師がいなかったので、仕方がなく私が引き受けていた。

あるいは、当然のこととして、何の疑問もなく、私が引き受けていた。新しい手術を実施するたびに、強い精神的緊張を強いられた。患者にはそれなりの説明はしていたが、医師としてリスクを冒しているとの自覚があった。功名心が登場することはなかった。大きな責任を伴うことと、研究論文と異なり個人の業績として認められないことからである。私の状況は特殊ではない。他にも、私と同様の役割を若い頃から引き受けていた医師を直接何人か知っている。

今回の逮捕された医師は、私がさかんに新しい手術を開拓していた頃の年齢に重なる。本邦の手術の進歩は、今回逮捕されたような若い医師がチャレンジすることで支えられてきた。今回の事件では、若い医師が功名心のために、経験のない新しい手術を実施したとされたが、新しい手術を取り入れる場合のごく普通の典型的状況だったと思う。

罪刑法定主義と警察の行動

右の問題点がすべてであれば、あわせ技一本で、手術チームの医師に、刑事責任を問えるとの意見もあるかもしれない。そうなると程度問題となり、医師はいつ刑事訴追されるか分からなくなる。刑法には罪刑法定主義という重要な原則がある。いかなる行為が犯罪となり、それに対していかなる刑罰が科されるかは、あらかじめ成文の法律をもって、明確に規定しておかなければならないという原則である。検察の恣意を抑えるため、人権蹂躙を防ぐためである。かつて、わが国のマスコミは中国を人治国家であり法治国家ではないとして非難した。韓国では元大統領が新しい法律に基づき過去の行動を処罰され、わが国のマスコミに法治国家でないと非難された。しかし、わが国の法廷でも、マスコミで大きく取り上げられた事件では、あわせ技一本がしばしば見受けられる。

警察が明確な法律の規定なしに医師を取り締まると、医師は委縮する。委縮して必要な侵襲ある医療を避けると、これもへたすると警察が取り締まるかもしれない。警察に医療を取り締まる能力と資格があるかどうかが問題となる。少なくとも、警察はその司ではない。医療制度全体への深い知識、維持管理の責任感と覚悟が警察にあるとは思われない。

警察の捜査手法は殺人などの凶悪犯罪、暴力団などの組織犯罪を想定している。手強い職業的犯罪者を扱うために、脅しまがいに大声で怒鳴りつけたり、逮捕監禁といった一般人が行うと暴力事件になるような手法が使われる。警察は犯罪を立証するための捜査を行う機関である。社会正義を守るためとはいえ、違法捜査や捏造の経歴を持つ。組織犯罪を抑制するために、法律すれすれの捜査で立件に持ち込むことが、一概にいけないと言うつもりはない。しかし、この手法が通常の医療に持ち込まれることには大きな弊害を伴う。

刑法で有罪とするのはシステムではなく個人である。このために、警察の捜査も個人に狙いが絞られる。捜査内容から犯罪の立証に都合のよいものを選んでストーリーを作成し、起訴に持ち込む。

ところが、病院におけるリスクマネジメントの考え方では、医療事故は複合的に発生するとされる。事故が起こりやすい状況の中で、偶然、ある個人が事故の加害者となる。病院のリスクマネジメントでは、医療の安全性を高めるために、なぜ起きたかを徹底的に考えて、事故が発生する要因を一つ一つ潰していく手法がとられる。複合的な要因から生じた事故にたまたま遭遇した個人を責めると、事故が隠蔽されることになり、医療の安全の阻害要因になる。

警察では、一旦、強制捜査に入ると、誰かを有罪にしないと担当者の責任が問われる。逆に有罪にすると、実績となり、昇進につながる。このため、全力をあげて有罪にしようとする。起こった事件全体を公平に俯瞰するような調査ではない。先に述べた元警察幹部の統計学的知識の欠如からみて、感情を排した科学的検証ができるとは思わない。医療の安全を向上させる観点からの調査分析は行われない。ただ、一点、犯罪を立証するために調書を作成し、犯罪の立証に有利な証拠を並べる。

今回の事件では、事件の発生から逮捕まで長い期間があった。この間に、警視庁・警察庁でも刑事事件とするかどうか議論があったと想像する。法的に業務上過失致死罪が成立するかどうか、警視庁記者クラブで何をいつ発表するか（マスコミにどう書かせるか）、国民はどう反応するか、組織的反論はあるか、医療行政との摩擦はあるか、警察の信頼性への影響はどうかなどが細かく議論されたはずである。私が警察庁長官ならありとあらゆることを検討させる。検討の結果はその後の警察の行動から想像できる。

三名の医師の逮捕と、その後の警視庁記者クラブでの発表の内容とタイミングは、周到な準備に従ったものだと思う。医事紛争としては異例であるが、逮捕の映像までテレビ局に撮らせた。警察は、少なくとも、倫理委員会と高度先進医療について、間違った情報をマスコミに提供した。報道の間違いは、いずれも逮捕された医師を情緒的に非難する方向に向いていた。

警察の今回の行動は大岡裁きに近いものである。刑法の大原則である罪刑法定主義に反しているようにみえるが、国民からは喝采をあびた。国民もマスコミも感情優先で罪刑法定主義は気にしない。犯罪の検挙率が低下し、治安が悪化している。警察に対する風圧が高まっている。治安維持活動を円滑に行うためにも、警察が国民の信頼を失うことは許されない。今回の大岡裁きは、国民の目に映る警察の正当性を保全するよう機能したことは間違いない。

刑事被告人になることは大変なことである。二〇〇三年十月に聞いたところでは、東京女子医大の人工心肺誤操作事件の当事者の医師は当時職を持っていないとのことだった。アルバイトで雇ってくれるところもなく、大学の同学年の医師がカンパして生活を支えていると聞いた。弁護費用を支払うことができないので、国選弁護人になるとの噂も聞いた。判決に不服があっても控訴すると時間がかかる。経済的に追い詰められているので、控訴して争うこともできない。刑事被告人になるということはそれだけで大きな刑罰を受けることになる。刑事事件で有罪になれば、民事は当然負ける。医師損害賠償責任保険はすべての賠償を支払ってくれるわけではない。刑事事件で有罪になれば、支払われない可能性もでてくる。東京女子医大の事件では、被告が隠蔽工作をしたとされているが、今回の慈恵医大青戸病院の事件では、こうした非難すべき工作があったとの報道はなかった。

刑事罰を科すことの意義は何であろうか。医療過誤の防止には刑事裁判を持ち出すまでもなく、民事裁判も十分に機能している。一方、岡村勲弁護士が組織した「犯罪被害者の会」の活動から分かるように、被害者の救済には刑事裁判は役に立たない。刑事裁判に被害者はかかわろうとしても排除される。犯罪被害者は犯人に経済的能力が欠如していることもあり、補償をほとんど得られない。犯罪による傷害で病院にかかっても医療費がどこからもでてこない。

私は、手術の結果が悪かったとき、医師を罰して報復することが社会にとって有益だとは思わない。刑法は善良な市民と犯罪者を区別する境界を設定する。境界に深い溝があれば、踏み越えるのに覚悟を迫ることになる。どこに境界があるのかはっきりしない中で、警察が勝手に境界を設定するようになれば、法治国家とはいえない。ましてや、マスコミが大騒ぎすることが、医師を犯罪者として決めつける根拠となるがごとき風潮は、法治国家にあるまじき現象である。私には、この風潮に監督官庁まで影響されているように見える。業務上過失致死罪は定義があまりに抽象的かつ曖昧であり、医療行為の性質上、医師を断罪するのは無理がある。私は森山満弁護士がいうように、医療事故は刑事責任を問われる可能性があるが、医療過誤は刑事責任を問われないという原則が穏当なように思う。いずれにしても、刑法では個人しか裁けない。背景にある大きな問題は法廷では裁けないので、議論を法廷にとどめることは適切ではない。

今回の警察の行動は、医療界の自浄作用が欠如していたためにやむを得ないものであるとの意見もあるかもしれない。確かに、わが国の大学病院での医療は無理が多い。また、医局制度を中心に、根本的に考え直さないといけない部分が少なくない。こうした問題点は以前より指摘されていたが、学会も大学も解決に動いてこなかった。第二部で述べるように、私自身、現在の医局制度と専門医制度の矛盾に警鐘を鳴らし、改革を訴えてきたが、日本泌尿器科学会では無視されただけだった。青戸病院の事件以後、日本泌尿器科学会、日本EE学会にも変化の兆しがある。この意味で警察の行動は意義があった。しかし、ここまでに述べてきたように、警察の行動にも多くの問題点がある。今回のような行動を警察が今後も続けるとしたら、わが国の医療を歪め、壊すことになると思う。

医師の労働環境

一生懸命日常業務に励んでいても、結果によっては、刑事責任を問われかねないようだと、医師は自らの安全のために必要な診療を避ける可能性がある。医師には迫害に耐える余裕がなくなりつつある。若い医師の待遇は劣悪である。東京の大病院の医師は半数近くが臨時職員である。身分の保証もない。やっとの思いで正式職員になっても、待遇は同レベルの学歴の一般サラリーマンより、しばしば、悪い。

経済協力開発機構（OECD Health Data 2001）によると、日本の入院診療費の対国民総生産比は先進国で最低であり、外来診療費のそれは最高である。本邦の入院診療に人手がかけられないのは、入院診療に費用がかけられていないからである。現場の医療従事者がいかに頑張っても、場面によっては、患者へのサービスが外国に比べて低下するのはしかたがないところがある。

病院は入院診療を主たる業務としている。厚生労働省は本邦の病床数が多すぎ、在院日数が長過ぎると考えている。また、手術などの本格的医療を少数の病院に集中させようとしている。このため、高度医療を要する患者のための急性期病床と長期療養のための慢性期病床を分けた。さらに、急性期病床を削減するために、病院を経済的に締め付けている。厚生労働省は医療費を操作することで、病院の行動を制御してきた。その都度、病院は四苦八苦してきた。病院は経済的に生かさず殺さず状態におかれている。医師の責任にみあう給与を支払う能力がない。一つの病院に長期間勤務することはめったにないので、医師の退職金もわずかである。

病院ではクレーマーと呼ばれる患者が、わがままを言って医師を痛めつける。金目当てに騒いでいるのが分かっていても、病院が強い態度に出ることはなく、医師は長時間の不毛な対応に追われる。医師は深夜だろうが休日だろうが病院に呼び出され、超過勤務手当てもなく、運が悪いと犯罪者にされかねない。法的には医師は報酬の有無を問わず、患者に適切な医療を提供するため最善を尽くす義務を負う。こうした厳しい義務を負うにもかかわらず、医師は正当な理由なしには、診療を断れないのである。正当な理由があっても、診療を断ることを病院がなかなか許そうとしない。現代の苦行僧は高野山や永平寺ではなく病院にいるのである。医師の専門職としてのほこりと士気が崩れる寸前にきている。医師を叩いて快哉を叫ぶのは楽しいかもしれないが、医師も人間なので、いつまでも我慢できるとは思わない。こうした扱いを続けていて、良質な医療サービスが受けられると思う人間は想像力が欠如している。このままでは医師になり手がいなくなる。今のようなことを続けていれば、日本の医療制度は崩壊しかねない。

倫理と法律

医療倫理に詳しい合衆国在住のT医師は、慈恵医大青戸病院事件について、怒りを込めて以下のように語った。

「今回の事件は、技術的に未熟な医師、すなわち、腹腔鏡下前立腺全摘除術を実施すべき水準に達していない医師が、自分がやりたい医療を、患者への説明不十分なまま、言い換えれば、患者を騙した状況で同意をとり、その上で手術を実施し、患者を死に至らしめたものである。結果の良し悪しの問題ではない。たとえ、結果がよかろうとも糾弾すべきである。これらの医師には遵法精神が欠如しており、社会の公序良俗に反している。刑事責任を負うのが当然である。

この事件を若い世代の医師が引き起こしたことに愕然としている。本邦の医療は昔と同じでよくなっていない。

現在、日本で医療の結果が悪いときにすぐ警察に訴える傾向があるが、この事件での患者の死亡は、通常の合併症での死亡とは根本的に異なる。医療の不確実性の文脈で語るべきものではない。十分な説明がなかったことが犯罪なのである。」

彼女の怒りは理解しやすい。多くの人の共感が得られる。厳罰を加えようという気にさせる。しかし、怒りの強さや共有性が、処罰を正当化する根拠になるであろうか。

私も、今回の事件の被告は非難されるべきであり、こうしたことを繰り返さないようにしなければならないと思っている。同時に、表面化しないだけで、同様のことが日本中で起こりうる状況にあることを知っている。すべてを医師まかせにして厳密な説明を嫌う患者が少なからずいることも知っている。再発を防ぐための対策は、合法的で、効果的でなければならない。

私の息子が会話の中で、「正義」を「通用力のある怒り」と定義したことがある。正義や倫理には怒りがあり、敵がある。正義や倫理はどこまで、あるいは、いつまで敵を攻撃するのか歯止めを内包していない。また、敵の言い分を聞く構造を内包していない。利害をめぐっての争いより、正義をめぐっての争いが残虐になる。理念に導かれたフランス革命は、必然的に、血塗られたものになった。

法律は、倫理や正義より、蓄積された智恵を感じさせる。刑法はどのような行為を罪とするのかを定義している。また、罪に対応して、刑罰の重さをあらかじめ決めている。法律による刑罰は正義からの攻撃と異なり、しっかりした歯止めが内包されている。刑事訴訟法は、私の浅薄な法律知識によれば、議論を嚙み合わせるための法律であり、互いに言いたいことを正当な方法で言い尽くすための法律である。刑事訴訟法は裁判の過程を公平にすることによって、判決の正当性を高める。

倫理的によろしくないと糾弾することと、刑事罰を科すことは全く異なることである。刑事罰を科すにはよほど厳密な論証が必要である。

裁判で使用される言葉

倫理に比べると、法律の世界はさめた大人の世界であるが、はたして裁判では真実が明らかになるのであろうか。以下、裁判でかわされる言葉に知的誠実性があるかどうかをみる。

森永ヒ素ミルク中毒事件は有名な中坊公平弁護士の転機となった事件であった。この後、彼は千日デパート火災事件、豊田商事事件、産業廃棄物不法投棄豊島《てしま》事件など大きな社会的事件で活躍するようになった。『中坊公平・私の事件簿』（集英社新書）によると、森永乳業は乳製品の溶解度を高めるために、一九五三年四月頃より協和産業から第二リン酸ソーダを購入し原料乳に添加していた。この中に日本軽金属でアルミニウムの製造過程で生じたヒ素化合物が混入していた。森永乳業はこの第二リン酸ソーダの品質管理を怠った。このため、最終製品である乳児用の粉ミルクにヒ素化合物が混入した。厚生省によると被害者は一万二一三一名で、百三十名が死亡した。中坊氏による冒頭陳述は、思わず涙しそうになるような、情に訴える感動的なものだった。以下、一部引用する。

「……己が自分の安全性義務の軽減の時には、先ほど申し述べたように軽く主張されながら、宣伝する時には、かような誇大な宣伝をされたのです。

しかも、私は、過日被害者の一人であり、原告の一人でもある方の自宅に訪問した時、その被害者の持っておる母子手帳を見ました。これは昭和三十年当時被害者の持っておった母子手帳なのです。この母子手帳のファイルにまであなたたちは、このカバーをつけまして、そのカバーに森永ドライミルクという文字をつけさせておったわけです。

被害者は、買う時から、また子供を産むときからもらう母子手帳に、森永ドライミルクという表示をつけてもらっていたのです。

しかも、この被害者のいたところは日本海に面した加悦町という極めて辺鄙な場所でありもす。一日がかりで行かなければならないところなのです。そんな辺鄙な場所にすら、あなたたちは宣伝する時には、あらゆる方法を通じて宣伝しました。また、いわゆる地方公共団体とも癒着して宣伝したのです。他方、己の責任はかように曖昧に考えながら、宣伝の時には、かくまで徹底的な宣伝をしたのです。私は、このことを特に強調したいと思うのであります。」

辺鄙な田舎町までミルクの宣伝を徹底することは、ヒ素化合物の混入とは無関係である。しかし、このくだりは、森永憎しの感情を掻き立てる。これを読んだとき、「劣情を刺激する」という言葉が私の頭に浮かんだ。一般的な用法と異なるが、この表現がふさわしいように思えた。中坊弁護士の冒頭陳述は浪花節と重なった。一般的に、こうした裁判では弁護団にとって、裁判そのものより、被害者との関係が大きな問題になる。どこで裁判を終わらせるのかが大きな問題となる。弁護士は被害者の全面的信頼を得なければならない。産業廃棄物不法投棄豊島事件で、被害者の集会で合意を形成するために、はらはらと涙を流す中坊氏を見て感心したことがある。被害者を納得させなければならない。私は、この冒頭陳述は、裁判官ではなく、被害者向けに発せられたに違いないと解釈した。同時に刑事事件ではこのようなことはないだろうと思っていた。

医学を含めて、科学論文では論証に関連しない事柄に言及することは厳密に避けられる。論証に直接関係ない部分の表現で論証を支えようとすると、知的誠実性に欠けるとみなされて、科学雑誌への論文の掲載を断られる。検事は中坊弁護士と違って、刑法や刑事訴訟法と似たような、論理的破綻のない乾いた文章を書くのだろうと、理由もなく思い込んでいた。しかし、私の思い込みが間違いであることが、慈恵医大青戸病院事件での冒頭陳述要旨を読んで分かった。止血をめぐっての混乱の描写は、手術の技量が通常の医師の水準よりはるかに低いことを、暗に示唆するものであった。決して論証するものではなかった。外科手術では大出血があったときには、止血されるまであらゆることを試みる。医師同士の激しいやり取りも当然ある。こうした混乱の中の言動を適当にピックアップすると、特定の印象を容易に誘導できる。検事のこうした誘導は、出血の恐さを知っている外科医を別にして、大半の人間に多大な効果をおよぼす。検察はこうした表現が、裁判官に対しても説得力があると判断したのであろう。あるいはマスコミ向けの表現かもしれない。

さらに、冒頭陳述要旨は、前立腺が摘除されたときの医師の発言を以下のように表現してあった。

「被告人Xは、手技を進めて前立腺を周囲の組織から完全に剥離し終え、午後七時五十分ころ、『はーい、産まれました。男の子でーす。』と冗談を言いながら、前立腺を体外に取り出した。」


手術室で一部の外科医が発する言葉は、普通の人間が聞くとぎょっとするかもしれない。自分の手術を実況中継で解説する医師、絶えまなく冗談を言い続ける医師、怒り続ける医師、ぼやき続ける医師と様々である。手術は異様な緊張感を伴う。ある新人医師が去勢術（両側の精巣を摘除する極めて簡単な手術）を施行するために、患者にメスを入れたとたん、緊張のために気を失って倒れたのを、慌てて支えたことがある。異様な緊張下にある術者の言葉、特に、手術に難渋しているときの言葉で人格を判断することは、明らかな誤りである。医師の人格を貶めるために、手術中の会話をこのように表現することは、私には誠実な方法とは思えない。ましてや、これを有罪にするための材料とすることは、検察に対する信頼を失わせる。そもそも、罪は行った行為によって生ずるのであって、人格に罪があるわけではない。この事件はいわば医師の誠実性を問うものでもある。

誠実性の欠如を糾弾するのに、誠実とは言えない方法を用いることには矛盾がある。

法律案

検察の冒頭陳述は、科学論文より、中坊流の浪花節に近い。医師に対する憎悪を掻き立てることを、有罪の判決を得るための方法の一部としている。裁判でこのような議論が行われるとすれば、また、このような議論が新聞で報道されるとすれば、わが国の現在の状況だと、医療側と患者側、双方の不信感が増幅される。判例の積み重ねで状況を徐々に変えようとすると医療が壊れかねない。

この際、明確に法律で医療における犯罪を定めることも検討に値すると思う。最も重要な対策は医療側が自らに厳しい倫理を課すことであるが、第二部で述べるように、構造上、わが国の大学病院では無理な医療が行われがちであり、かつ、倫理的に厳しい対策が取りにくい。ならば、説明と同意をキーワードにして犯罪を定義することも一つの方法である。

前述の、医療倫理にくわしいT医師は、今回の事件での最大の問題は正当な説明をせずに、手術したことであり、詐欺であると語った。しかし、具体的被害は死亡であり、詐欺とするには無理がある。そこで以下の刑法の特別法案を考えた。

「刑法特別法案
経験の少ない、危険を伴う診療行為を、十分な経験のある指導者なしに実施する場合には、当該診療行為が必要な理由、方法の概略に加えて、当該診療行為の本邦における実施状況、経験が少ないこと、準備状況、予想される危険、他の選択肢とその利害得失について文書で説明し、文書で同意を得なければならない。以上の手続きを行うことなしに、当該診療行為を実施した後、診療行為による医的侵襲のために、患者に身体障害が生じた場合、あるいは、患者が死亡した場合、診療行為中の過失の有無を問わず、それぞれ、業務上過失傷害、あるいは、業務上過失致死に相当するものとする。ただし、当該診療行為と無関係の偶発症による身体障害あるいは死亡はこの限りにない。」

右の法案は犯罪とするための条件を極めて限定的なものにしている。軽微な説明不足まで刑事罰を科すことは適切ではない。この程度に限定しておいても、医師は自らの安全のために、もう少し広い範囲で、適切な説明と同意を徹底するに違いない。この法案が成立すれば、大学で行われている無理な医療の多くを阻止できる。この法案の特徴は遵守しやすいことである。いかに大学に問題があっても、ここまで明確に規定された手続きを怠ることは考えられない。また、説明と同意の不備を、手術を含めた一連の医療行為全体の過失とみなす立場をとっているので、手術そのものに過失があったか、なかったかといった難しい判定も必要なくなる。検察も犯罪の立証が容易になるので、誠実性に欠ける言語を用いる必要がなくなる。さらに、罪が明確に定義されているので、まじめな医師が警察を恐れることもなくなる。この法案が成立すれば、犯罪者をだすことがめったになく、実効性があり、犯罪捜査も容易になる。医師も安心できる。

医療について大きな問題が発生したとき、必要に応じて、刑事罰を明確に定義して追加することを提案したい。被害の性質上、罪としては業務上過失傷害罪、あるいは、業務上過失致死罪になる。素人の案であり、法律技術上の問題があると思う。是非、専門家に検討していただきたい。また、立法府でも是非検討していただきたい。

慈恵医大の岐路

慈恵医大は事件後、外部委員を含む事故調査委員会を早急に立ち上げて、事故と事故の背景を調査し、再発防止のために慈恵医大が行うべきことを議論すべきだった。また調査結果と議論の内容を公表すべきだった。他の病院、特に、大学病院には似たような状況がある。報告書には、社会に向けての提言も盛り込むべきだった。横浜市立大学病院では、患者の取り違え手術事件の後、多数の外部委員を含む本格的な調査委員会が立ち上げられ、医療の安全対策について本格的に議論された。この委員会で議論された安全対策が、その後、本邦全体に影響を及ぼした。

わが国では警察が捜査に入ると、警察の捜査がすべてに優先することになる。病院、被疑者に言いたいことがあっても、警察が発言を封じてしまう。警察は事故を再発防止の観点から調査するわけではない。複雑な因果関係を科学的に分析する能力もない。警察は自らが描いたストーリーに従って、都合のよい証拠を並べて、誰かを犯罪者に仕立てようとする。警察は業務上過失致死罪の構成要件を説得力のある文章で完成させるために捜査しているのであり、事故の原因を解明しようとしているのではない。警察が事件の見方の方向性を決めてしまうと、覆すのは難しい。したがって、警察が捜査に入ったときこそ、権威ある事故調査委員会が必要になる。

現在、わが国には常設の医療事故調査機関はない。青戸病院事件では厚生労働省は判決を待たずに医師を処分することを医道審議会に指示した。私は、医師を処分するのならば、厚生労働省が事故調査委員会を立ち上げて、青戸病院事件を調査するべきだったと思う。調査なしに伝聞、風説の類いを根拠に医師を処分したことは、厚生労働省の歴史に汚点として残る。

外部主導の調査が望ましいが、法的には、厚生労働省が命令する以外不可能である。厚生労働省が調査しないとなると、慈恵医大自身が調査委員会を組織する必要がある。慈恵医大は委員の選定方法と委員の構成で、調査の透明性、信頼性を担保しなければならない。患者の家族、あるいは、家族の指定する人物を調査委員会に加えることも考慮に値する。かつて、名古屋大学病院の外科で腹腔鏡手術で事故があったとき、名古屋大学病院は、医療訴訟で患者側の立場で活躍していた著名な弁護士を調査委員会に加えて信頼性を担保し、厳正な調査をした。

現在、医療の安全が厳しく求められるようになり、各病院でリスクマネジメントの取り組みが本格的に実施されるようになった。医療のリスクマネジメントの領域では、医療事故は複合的原因で発生するとされる。また、人間は間違えるということを前提とする。医療事故の当事者はたまたまその場に居合わせたに過ぎないことが多い。他の誰かが当事者になったかもしれない。このため、警察のように個人の責任を追求する立場はとらない。個人の責任を追及し過ぎると、隠蔽することにつながる。隠蔽は安全を阻害する。あくまで事故防止が目的である。事故防止のためには、事故の要因を分析し、可能な限り、事故の要因となっている条件を潰していく。間違えようとしても、間違えられないようにするのが理想である。医療事故調査委員会にはリスクマネジメントの考え方が求められる。

青戸病院事件では、手術するための資格、技量の巧拙が問題となった。私の考え方は先に詳述した。技量に関しては、術者間の許される個人差、民事上の賠償責任を負うべき水準、刑事責任を負うべき水準が区別可能か厳密に議論する必要がある。私自身、先に述べたように合理的な区別が可能だと思わない。

事故調査委員会としてやるべきことは、新しい手術がわが国でどのように開始され、定着してきたかを調査することである。私は、自分の経験からも、今回と似たような状況下で新しい手術が広まってきたように思う。もし、この状況がいけないとするのなら、新しいシステムが必要になる。役所に任せると、経験重視のシステムになってしまい、機能しない。高い地位にあるベテラン医師には、新しい技術を始める能力がない。いずれにしても、医師を糾弾するより、合理的なシステムを考えることの方がよほど建設的である。

今回の事件の問題点の一つは輸血である。輸血療法は非常に有力な治療手段だけに、適切に実施しないと、直接、死の原因になることがある。このために、厚生省は、「血液製剤の使用指針」および「輸血療法の実施に関する指針」を医薬安全局長通知として一九九九年に制定した。輸血については事実関係に加えて、院内の教育、訓練等、適切な管理が行われているかどうか調査する必要がある。

先にも述べたが、私は、今回の事件における、泌尿器科医の行動の最大の問題は説明の不備だったと思う。これが、起訴された医師だけの問題だったかどうか検証する必要がある。本院、分院を問わず、全科で、手術、特に、新しい手術を実施した際の「説明と同意」の実態を調査する必要がある。慈恵医大青戸病院に最近まで勤務していた医師に聞いたところ、青戸病院は下町にあり、土地柄、患者に不安の念を起こさせかねないような厳密な説明は、受け入れられる雰囲気になかったと語った。私は、慈恵医大全体として、社会に受け入れられるような十分な説明がなされていなかったのではないかと思っている。

「説明と同意」の実態を調査することによって、慈恵医大の医師の持つ、「説明と同意」のコンセプトを検証する必要がある。もし、社会と患者が持つ「説明と同意」のコンセプトと大きなずれがあれば、そのままにしておくと、今後も紛争が起こる。医師の持つコンセプトを社会が受け入れられるものに変更させる必要がある。このためには、あるべき「説明と同意」手続きを文章化し、教育で徹底させる必要がある。医師は説明内容の正当性と、患者の同意を得る手続きの正当性を、常に第三者に説明できるように準備しておかねばならない。これを自覚させるには、規則をつくるだけでは不十分である。思想運動で医師のコンセプトを変更させる必要がある。

診療行為そのもの以外に、診療方針決定過程と管理体制についても調査をするべきである。私には、必要な権限が与えられていないことによる、モラルハザードが気になる。虎の門病院には本院と分院がある。病院管理上どうしても、本院勤務者が主導権を持つ場面が多い。分院の管理職にあるものに、責任に見合った権限を与え、責任を自覚させないと管理業務がなおざりになる。新橋の慈恵医大附属病院といくつかある分院の関係を調査する必要がある。青戸病院の病院長、各科部長に、必要な権限が与えられていなかった可能性がある。

実際、青戸病院の部長は、腹腔鏡下前立腺全摘除術のエキスパートを招くことを勧めたが、若い医師はこれを押し切って自分達だけで手術に踏み切った。部長は倫理委員会に審査を申請すべきだったことも知らなかったようだ。部長は若い医師を実質的にコントロールしていなかった。さらに、手術当日には病院にいなかった。部長としての責任放棄のようにも見える。しかし、本当にこの部長の個人的問題なのだろうか。私は、人事権、新しい医療の試み、管理、いずれについても、この部長に一切実権がなかった可能性があると想像する。権限のないことに、責任を持たせるのは理不尽である。また、責任感を持たせるのは不可能である。

今回の事件以前、慈恵医大は臨床を重視した医科大学とみなされていたと思う。実際に他の大学よりひどく劣っていたとは思わない。第二部でも述べるが、慈恵医大と同様、大学病院はどこも大きな問題を抱えている。しかし、一旦、大きな事件が起きると、以前と同じところには戻れない。信頼を回復するのは難しい。事件の処理を誤ると、傷を大きくする。私は、透明性の高い徹底した事故調査とそれに基づく大改革が必要だと思う。今回の事件を逆手に取れば、やりたくてもやれなかった大改革が可能である。大学と病院にとって大きなチャンスである。慈恵医大の指導者は、古いコンセプトに基づく組織防衛は大したメリットがないばかりか、組織を破滅に追い込む可能性があることを心に銘記すべきである。

慈恵医大が絶対にやってはならないことは、個人的な不祥事として刑事訴追された医師を有罪として切り捨て、慈恵医大そのものに問題はないとして、改革を怠ることである。ところが、慈恵医大は逮捕された医師三名のうちの二名と、青戸病院泌尿器科部長の計三名を、判決を待たずに解雇した。私は、慈恵医大が危ない方向に進んでいるのではないかと危惧する。

医師の再出発

現状では望むべくもないが、慈恵医大がやるべきことの一つは、今回逮捕された若い医師が泌尿器科医として再出発できるような方策を講ずることである。医療の安全対策、患者への説明のあり方など慈恵医大の問題として捉えなければならないことがあったはずである。だとすれば、教育機関としてやるべきことは、若い医師を再出発するところまで面倒をみることである。慈恵医大にも問題があったとするならば、再出発には慈恵医大以外の機関の協力も道義的に必要であろう。

今回逮捕された医師が、このような事件を再度引き起こす可能性はほとんどない。十分に懲りているし、反省もしていると想像する。少なくとも、初めての手術を行うに当たって行うべき準備、病院内での合意、患者への説明について、どうすれば正当なものになるのか、同世代の医師の何倍も考えたと思う。適切な指導と復権のための手続きを踏めば、彼らが良質な医師に成長する可能性は、同世代の医師一般より高いと思う。

彼らを通常の泌尿器科医として復帰させる方法を模索すべきである。日本看護協会は事故を起こした看護師に対し、復帰のための活動を行っていると聞いた。今後、医事紛争は増えることはあっても減りそうにない。現時点では、刑事被告人になると、あらゆる病院で雇用してもらえない。学会からは資格停止にされる。この状況は医療の世界を暗くする。医師に恐怖感を与え、隠蔽への誘惑を大きくする。

問題を起こした医師の再教育、復権のためのプログラムの作成を日本泌尿器科学会と日本EE学会に強く要望したい。このプログラム作成の過程は学会に倫理を考える機会を与える。プログラムによっては内容を会員に提示し、議論させることで、会員の倫理に対する意識が向上する。

医療裁判を扱う学会と医療事故調査機関の必要性

民事での医事紛争の判決を見ると、裁判所の判断の振れ幅が大きいことが分かる。裁判官に医療についての知識がないため、鑑定人の意見に引きずられることが主たる原因である。これに対する対策として、東京、大阪の両地方裁判所に医療集中部が設けられた。医療専門の裁判官が誕生し、年々、能力を高めていくことが予想される。しかし、裁判官は医療の現場を知っているわけではない。マスコミの情緒的記事の影響から無縁とも思えない。医療専門の裁判官には、医療現場での教育的実習が必須であるが、それだけでは十分ではない。よい判決を書いてもらうには、しっかりした批判システムが必要である。私はこの役割を権威ある学会が担うのが適切だと考えている。理想的には、患者側で活躍している弁護士、これを医療側で受けて立っている弁護士、さらに、裁判官、検察官、厚生労働省の官僚、各診療科の専門医、倫理学者などが参加すべきかと思う。裁判官、検察官は法律上の制約があるかもしれないが、是非参加できるようにすべきである。この学会にできるだけ正統性を持たせるような手続き、権威を高くするような工夫が必要だと考える。雑誌を発行し、医療に関する法律問題の重要な論文をこの雑誌に集中させるべく働きかける。重要な医事裁判の判決に対しては、複数の立場から批判し、記録に残す。誌上での議論も当然行われるべきである。法廷での勝ち負けだけでなく、医療制度を維持し、国民に適切な医療を提供していく行政の観点からの議論も必要である。狙いは、法廷での判断の振れ幅を少なくすること、それを通じてルールを明確にすることである。

最近、医療事故の調査に警察がかかわることが多くなっている。この原因の一つが医師法第二十一条である。医師法第二十一条は、医師に、死体を検案して異状があると認めたとき、二十四時間以内に所轄警察署に届け出ることを義務付けている。これは、本来、犯罪捜査に協力するための規定と考えられてきた。ところが、平成六年五月、日本法医学会は「異状死」ガイドラインで、診療行為が関与している可能性のある死亡をこの異状死に含める見解を発表した。この見解をとると、通常の医療での合併症による死亡も警察が扱うことになる。これに対し、平成十三年四月、日本外科学会など一三学会は反対の声明(『日本外科学会雑誌』一〇二巻第七号)を発表した。外科手術は治療のために患者に侵襲が加えられる。中には治療目的を果たすことなく、患者が死亡する事態も起こりうる。同声明は「このような患者死亡についてまでも、警察署への届出が義務付けられ、刑事被疑事件としての捜査の対象とされるのであれば、遺族との信頼関係が破壊されて誤解を生み、無用な混乱が起こることが強く懸念される。」と主張している。さらに、同声明は「患者死亡が発生した場合だけでなく、医療過誤が発生した場合には、広く医療機関や関係者から報告を受け、必要な措置を勧告し、さらに、医療の質と安全性の問題を調査し、国民一般に対し、必要な情報を公開していく新しい専門的機関と制度を創設すべきである。」と提言している。

私も、ここまで述べてきたように、医療事故や医療過誤を警察が刑事事件として扱うことは適切でないと考えている。警察は医療の適否を判定するだけの専門的知識を持たない。また警察の捜査手法は医療現場の調査にはなじまない。そもそも医療はシステムとして機能しているのに対し、刑法は個人の罪を扱う。刑法はシステムの問題を扱うのに適していない。航空機事故では責任者への報復より、再発防止が社会にとって重要であるとの理由から、世界的に警察ではなく航空機事故調査委員会が事故の原因究明にあたっている。医療事故についても同様の中立的専門調査機関の設立を望むものである。医師の処罰も、報復ではなく、再発防止、医療水準向上、医療制度保全の観点から行われるべきである。また、いくら安全対策を講じても、人間は過ちをおかす存在であり、医療事故がなくなることは考えられない。補償についても、社会全体で被害者を救済するような方向での検討も行うべきである。ただし、救済すべき事故被害と、本人が傷害保険や生命保険で対処すべき人生に不可避のリスクとの区別は、非常に困難になる。

もし、今回のように医療に警察が介入するのならば、せめて、先に提案したように、医療における罪を定める特別法を作って、罪を明確に定義すべきである。罪を明確に定義することなく、警察に大きな自由裁量を持たせると医療を壊すことになりかねない。こうした法律案を作成したり、批判するのも学会の仕事だろうと思う。

日本の航空機事故調査の問題点

話が多少それる。わが国の航空機事故調査委員会の事故調査に大きな問題があることを、ある報道人から教えてもらった。わが国では、航空機事故が犯罪捜査の対象となり、しばしば、犯罪捜査が航空機事故調査委員会の調査に優先されてきた。

一九八五年の日航機事故では、事故原因となった圧力隔壁を群馬県警が押収した。群馬県警は、国際民間航空条約（ICAO条約）に基づいて調査にあたっていた合衆国の国家運輸安全委員会（NTSB）の要望を拒否して、圧力隔壁を提出しなかった。ICAO条約では、航空機製造国も事故調査に加わることができることになっている。事故発生国は事故調査にあらゆる便宜を図ることになっている。ＮＴＳＢは膨大な事故調査の実績を持つ。原因究明、再発防止、事故の被害縮小の観点から事故を調査し、多岐にわたる有用な提言をしてきた。ＮＴＳＢは世界の航空機の安全な航行に大きな責任を果たしてきたのである。圧力隔壁の科学的調査を行う能力が群馬県警にあると思えないし、事故後の航空機の安全に群馬県警が大きな貢献ができるとも思えない。世界の航空機の安全な航行に責任を果たしてきた専門家に、群馬県警がいかに卑小、愚か、かつ、依怙地にみえたか容易に想像できる。

一九九七年、香港から名古屋に向かっていた日本航空機が激しい上下運動を起こし、十二名が死傷する事故があった。事故を起こしたＭＤ11型というハイテク機種は安定が悪い欠陥機であり、パイロットは誰も乗りたがらないという。このため、日本航空はこの機種を売却してしまった。事故の原因が設計ミスにあると、大半のパイロットが考えていた。これに反して、事故調査委員会は事故の原因を、パイロットのマニュアル違反の可能性が高いと報告した。この事件が刑事事件として扱われそうな事態に、パイロットの国際組合は起訴しないよう声明を出した。また、ＩＣＡＯ条約で、航空機事故調査委員会の調査結果を責任追求に用いないことが定められている。

「国際民間航空条約　第13附属書

通則

5・4　事故調査当局は、調査の実施に関し、独立性を有し、かつ、制限されない権限を有する。調査は、入手可能な関連情報の収集、記録及び解析を包含する。可能ならば、原因を決定し、最終報告書を作成し、必要があれば安全勧告を行う。また、可能ならば、事故現場に赴き、残がいを調査し、関係者から口述を取らなければならない。

5・4・1　勧告――罪や責任を課するためのいかなる司法上又は行政上の手続きも、本附属書の規定に基づく調査とは分離されるべきである。」

国際的取り決めと、パイロットの国際組合の意見にもかかわらず、名古屋地検は航空機事故調査委員会の報告書を根拠に機長を起訴した。しかも、名古屋地裁はこれを証拠採用した。今後、わが国で外国の航空会社が事故を起こした場合、パイロットの十分な協力が得られず、事故調査そのものが成立しなくなると予想されている。この分野で日本は世界のやっかいものになっている。

わが国の警察、検察は犯罪捜査と刑事責任追求はすべてに優先すると考えているらしい。そのために事故が多発しようが、医療が混乱しようが、気にする様子はうかがえない。警察、検察を抑えるべき権威はわが国には存在しないようにみえる。本来、国内法に優先すべき国際条約も、国内にしか関心を持たない警察、検察を制御できていない。国土交通省、厚生労働省は、事実上、警察庁の下位におかれている。政治家も警察、検察に口出しできない。警察は理解力に問題があるためか、科学にも敬意を払わない。見込み捜査と自白強要という、昔ながらの犯罪捜査が、科学的調査を必要とする場面に土足で踏み込んでいる。警察、検察の活動について、チェック機構が働いているように思えない。チェックのない権力がどのようなものか、歴史をひも解くまでもなく、現在の世界を観察すれば十分に理解できる。

世論と政治的意思決定

歴史の流れは各種勢力のせめぎ合いの中で決まっていくのであり、あやふやで常に揺れ動くものである。何が国益かを冷静に系統的に検討する態度は、煽情的報道と国民の熱狂にいとも簡単に押し流されてしまう。ここで、現在の医療を巡るわが国の状況を冷静にみるために歴史を振り返る。多少長くなるが、一八九八年の米西戦争についてのジョージ・F・ケナンの考えを『アメリカ外交50年』（岩波現代文庫）から引用する。この本では合衆国の外交政策決定過程の危うさが扱われている。

十九世紀末、キューバでのスペインの支配に対する叛乱に、合衆国政府と国民は重大な関心を示していた。合衆国国民の世論は、キューバの悲惨な状況に対し、義憤にかられていた。ここに、ワシントン駐在スペイン公使が書いたマッキンレー大統領を侮辱する書翰が暴露されたことと、合衆国の戦艦「メイン」がハバナ港で何者かによって沈められ、アメリカ人二六六名が死亡したことが重なり、合衆国世論は戦争を求めて沸騰した。スペイン側は折れて、「それ以上の措置を要求すべきいかなる動機も口実も残さないような自治制度の早期実施」をアメリカ政府に約束した。それまでの合衆国の要求はほぼ満たされたにもかかわらず、「合衆国政府は議会における感情と行動を抑制して、明らかに戦闘行為の早期開始へと進んでいた方向を転換させるような措置をなんらとらなかった。」「合衆国政府の戦争決意の決定はアメリカの国論の状態、議会選挙の年であったという事実、一部のアメリカの新聞による臆面もない全く狂信的な戦争挑発行為、および政界各方面からほしいままにまた露骨に大統領に加えられた政治的圧力などに帰せらるべきものである。」こうして合衆国議会は戦争開始を決議するに至った。「アメリカ政府は、戦争に至らざる手段による解決の可能性が全然消滅したといい得ないような状況の下において、議会および国民の強力な要求に屈従して、他国への戦闘行為を開始したわけである。」

合衆国議会の決議が、キューバ以外に一切言及していなかったにもかかわらず、この決議の十一日後、デューイ提督が地球の裏側でフィリピンのマニラ湾に突入して、スペイン艦隊を破壊した。マッキンレー大統領はこれを追認し、マニラを奪取するに至った。

フィリピンに対する軍事行動はどのようにして準備されたのであろうか。「当時海軍次官だったセオドア・ルーズベルトは、フィリピンを領有すべきであると久しく考えていた」「彼はアジア艦隊の司令長官にデューイ提督を任命すべく苦心した」「彼もデューイも共に戦争を欲していた」「そして、彼は、戦争の起因または目的の如何にかかわらず、デューイがマニラを攻撃すべきであるとの一種の了解を、デューイとの間に前からもっていた。」

「この陰謀は戦時の興奮のおかげで赦免され寛大な取扱いをうけたばかりか、一種の国民的祝福すらうけたのであった。デューイの戦勝がアメリカ国民一般にとりそれほど感激的であり愉快だったのである。」

米西戦争の後、合衆国はスペインとの平和条約に基づいてフィリピンのみならずプエルト・リコ、グアム、ハワイ諸島などを領有することになった。この条約の批准の過程で、植民地を領有することの是非が、合衆国上院で議論された。これについて、ケナンは以下のように要約している。

「一八九八年の領土獲得について膨張主義者によって多種多様の議論が行われたのをみると、そのどれも本物でなく――その根底にはもっと深い何物か、表現することの難しい何物かが横たわっていたという印象をもつのである。それは何かといえば、当時のアメリカ国民ないしは少なくともその有力な代弁者の多くのものが、わけもなく帝国の味が好きになり、同時代の植民地強国と肩を並べ、遠く熱帯の島々にアメリカの国旗がひるがえるのを眺めたり、対外的冒険と外地での権威との楽しみを味わい、そして世界の偉大な帝国的列強の一つとして公然と認められたいとの欲求を感じていたという事実なのであろう。しかし、このように回顧するとき、われわれは、反膨張主義者の警告の迫力と真摯さおよびかれらの主張のもつ、いまだ本当に論駁されていない論理の正しさに感銘を受けるのである。かれらの主張は、社会契約説を建国の思想とする国家として、その観念の適用をうけず、市民としてでなく被支配者としての役割しかみとめられないような人びとに対して責任を負うべきでないというのである。君主なら被支配者をもつことに不思議はないが、共和国が果たして被支配者をもつことが許されるかどうかの問題なのである。」

フィリピン領有が国家的利益になるかどうか、長期的に合衆国にどのような影響を与えるのか、専門家による厳密な検討はなされなかった。政府はこの議論に参加しなかったのである。

「その（フィリピン）併合後数年も経ない間に、フィリピン領有の最初の、そして最も熱心な唱道者であったセオドア・ルーズベルトが早くも幻滅を感じて、自分が音頭をとったことを後悔し、厄介者から逃れたいと望んでいた」のである。「われわれは一九三〇年代にフィリピンの解放を決定し、最近（著者注＝ジョージ・F・ケナンの本のもとになった講演は一九五〇年になされた）になってこれを実行した。だがこれは決してフィリピン人のためを思ってではない。」合衆国にとってフィリピン人がちょっとした厄介者であることが分かったからである。「『白人の負担』という理念に含まれるこれらのわずかな負担すら、われわれとして長い間我慢する用意をもたなかったからである。」

さらにケナンは続ける。「『被支配者』という異質のものを取り込もうとする場合自らの本質的性格を汚すものである」「遠方の住民を統治するということは、われわれの口に合わないのである。この場合われわれアメリカ人として用心しなければならないことが多々ある。なかんずく注意すべきことは、いかなる種類のものであれ他国民に対して保護者的責任を引き受けないことであり、たとえそれが軍事的占領の形をとる場合でも、できれば避けるべきであり、また絶対的に必要な期間以上にわたってこれを持続すべきではないのである。」

ジョージ・F・ケナンによる、百六年前の米西戦争を扱った五十四年前の講演は、いまだに説得力をもつ。イラク戦争における合衆国内の政治状況が二重写しにみえてくる。しかし、私は、イラク戦争を分析するために、ケナンを引用したのではない。私には、十九世紀末の合衆国の政治的意思決定が、現在のわが国のそれと酷似しているように思える。世論が沸騰したとき、日本国政府は、長期的に通用する論理で国益を冷静に検討しているだろうか。細心かつ冷静な検討に基づいて、国民に対して適切に働きかけているだろうか。世論に迎合するような施策に走っていないだろうか。

私は、今回の慈恵医大青戸病院事件の報道と、その後の厚生労働省の対応をみて、以前からもっていた認識を再確認するに至った。わが国には、すべてを把握し、長期的見地から国益を考え、国民を適切に指導する「お上」は、もはや存在しない。場面場面で世論からどのようにみられるかが、政策決定者の最も重要な判断基準であるようにみえる。これは議会制民主主義に内包するものであり、必然的帰結である。

国民は、国民的熱狂が、だれにも逆らえない政治的力をもつことを自覚すべきである。熱狂の裏で、冷静な権力者が、事態を正しく認識し、適切に対処してくれるなどと甘い期待をもってはならない。

マスコミ人は自分のもつ権力の大きさをもっと自覚すべきである。煽情的記事を書くとき、その影響の広がりと最終的解決まで考えておく責任がある。あるいは多様な意見を意識的に世に出す努力をすべきである。なぜなら、マスコミが一方向に走り出すと、冷静な議論は封殺される。現在の政治体制では、政府すら、適切な施策ができなくなるからである。

（1） Richie, J.P.: Surgery for invasive bladder cancer. *Hematol Oncol Clin North Am*, 6: 129-145, 1992.

（2） Hautmann, R.E., Petriconi, R., Gottfried, H.W. et al.: The ileal neobladder.: Complications and functional results in 363 patients after 11 years of followup. *J Urol*, 161, 422-428, 1999.

（3） 小松秀樹・前澤浩明「術式別にみた術中・術後合併症の管理　根治的膀胱全摘除術」『臨床泌尿器科』55、一三六-一四一ページ、二〇〇一年。

第二部

大学と医局
――社会学的分析

泌尿器科医を含めて外科医は治療とはいえヒトの体に切り込む。これは患者にとっても医師にとっても極めて恐ろしいことである。ちょっとしたミスが患者の命を左右しかねない。しかも、第一部で詳述したように、手術は容易ではない。マニュアル通り行えば誰でもできるようなものではない。卓越した技術を持つ医師なら助けられた患者が、執刀医の技術が最高レベルでなかったために死亡することもあるかもしれない。患者が手術後死亡した場合、執刀医の技量が一般的に要求される水準を満たしていたとしても、患者の家族にはやりきれない思いが残る。当然、不毛な紛争が発生することもある。執刀医もそれまでの研鑽の努力が足りなかった可能性があるのではないかと自問し、悩み続けることになる。外科医としてメスを持つ以上、片手間は許されない。全身全霊で生涯研鑽に励む責任を有する。

死は本人、家族、社会にとって、医療を超えた大きな問題である。医師が要請されている責任を全うするためには、医学的知識や技量のみでは不十分である。患者と家族の心理、社会が医療に求める倫理と医療をとりまく法律に配慮した行動が必要となる。

こうした医師に対する要求に対応できるような教育制度が整備されているのであろうか。第二部では医師の教育、医局制度、医師の人事制度を扱いたい。これまで大学の医局制度については問題が多いことが指摘されてきた。しかし、大学、学会、厚生労働省、文部科学省は医局問題について本格的に議論することも、対策をとることも怠ってきた。医療に対する信頼を取り戻すためには、これまでタブーとされてきた問題も本格的に議論する必要がある。

大学病院の矛盾

私は、今日の日本の医療の問題の大半は大学に起因すると思っている。大学は医師の卒後教育を担い、医師の人事権の大半を握っている。医局制度など大きな問題を抱えている。学会も大学の連合体であり、大学以外の構成員は発言力を持たない。大学の問題は学会の問題でもある。

大学病院は大学の附属機関として運営管理されている。国立大学の独立行政法人化に伴って、文部科学省が各大学に実績（ほとんど論文数と同義）を強く求めるようになった。私立大学にも多額の補助金がでており、状況は同じである。文部科学省は実績のない大学を整理しようとしている。このため、各大学では生き残りのためのプロジェクトを策定して、学長は、学部を問わず、論文数を増やすよう強く働きかけている。臨床系教室でも、臨床より論文を書きやすい基礎研究が優先される傾向が強まっている。

しかし、研究と診療を、高いレベルで両立させることは不可能である。どちらか一方だけでも、当事者の全エネルギーを費やすことを必然的に要求するものだからである。合衆国やヨーロッパでは基礎研究の多くを、学位を持った理学部、薬学部、あるいは農学部出身者が担い、すべての臨床医に基礎研究を強いることはない。研究の中には臨床に直結しているため、臨床医自身が行わなければならないものもある。この中には、社会が必要としている重要な研究もある。大学でなければできないものもあり、この意味では大学の果たす役割は大きい。しかし、臨床系教室での大半の研究は、成果が出しやすいこともあり、基礎研究に片寄っている。多くは生物学者や基礎医学者にまかせるべき研究である。私は、社会が泌尿器科医を含めて、外科医に『サイエンス』や『ネイチャー』（有名な科学雑誌）に科学論文を載せることを求めてはいないと思う。安全に手術してもらうことを望んでいると確信する。

わが国の大学附属病院の若い医師は、泌尿器科のような外科系でも、研究をしなければならないという強い風圧下にある。実際に多くの泌尿器科医は研究に従事していないが、大学によっては、研究を臨床より高級なこととして、研究に携わっていない医師を一段下にみる傾向がある。

最近の泌尿器科領域では、腹腔鏡手術を含めて、治療技術の進歩のスピードが格段に速くなっている。医療水準を高くするには、学会での見聞だけでは不十分であり、国内外を問わず、一流病院の一流泌尿器科医の医療を直接見る必要がある。世界水準をつぶさに見て、良い点を自己の診療に取り入れる努力が必要である。世界水準と照らし合わせて、自己の診療能力を評価し、高めなければならない。少なくとも外科系臨床教室では、エリートこそ臨床に専念させるべきである。才能があり責任感の強い医師が、世界水準を横目に見ながら臨床に専念し、かつ、責任ある立場に立たない限り、わが国の外科系診療科の医療水準は世界に比べて低いものにならざるを得ない。

私が大学を卒業した一九七〇年代は、臨床系の教室では、大学院進学者がめったにいなかった。最近は、医師を基礎研究に従事させるため、主任教授が大学院進学を勧めたり、一部では強制するようになってきた。旧帝大を中心に大学院大学になり、大学院に進学しないと学位がとれなくなったこともこれに拍車をかけている。学位をほしがる理由は、教授、助教授になるのに学位が必要だからである。目的を自覚せずに、周囲に流されて進学する医師が多いかもしれない。大学院を学位を取得するための方便として、基礎研究を短期間で終えて、臨床の訓練を途絶えさせないようにしているところもある。しかし、一部の大学では卒業後数年目の医師を大学院に入れて、自分の教室におかずに、学外の研究所や基礎系教室に預けて研究指導を丸投げしている。丸投げされた基礎系教室では、自分の教室のプロジェクトを四年間みっちりと手伝わせる。手術の訓練上最も重要な時期を臨床と全く関係のない研究に従事することになる。大学エリートを目指す医師は大学院卒業後、さらに二、三年間合衆国や、ヨーロッパに留学し、基礎研究に従事する。それでも彼らはメスを持つことを放棄しない。しかし、手術は易しいものではない。現在の外科手術は、外科医としての訓練の時期を逸した医師が追い付けるほど簡単ではない。
二、三年前、関東のある国立大学医学部の泌尿器科で若手が脱藩運動を起こしかけて鎮圧されたことがある。この大学は大学院大学になって以後、泌尿器科を志して入局してきた若い医師を、半強制的に大学院に入学させ、研究に従事させていた。この大学の医局員は、このままではまともな臨床医になれないと危惧して、反乱を起こした。

大学院の最大の問題点は他にある。大学院進学者は三十歳を過ぎて、出世のためにアルバイトで苦しい生活をしながら、四年間、地をはうような生活を送る。しかし、四年間の努力は、一切、臨床医としての技量の向上には役立たない。研究にしても、臨床に未練を持つ医師に、一流の研究は容易にできるものではない。二流以下の研究は学問的にも社会的にも何の意味も持たない。それでも、学位を取得することで、人事上有利な計らいを受けたくなる。必要な能力を伴わずに地位を求めることは、責任感を損なわせる。人事を不透明にする。これが、基礎研究の業績で臨床の地位を決めることの最大の問題である。

大学は学問の場であり、学問の世界ではなにより独創性が求められる。このため、大学病院は臨床においても新しい試みにチャレンジすることが一つの使命と考えられてきた。これは社会的にも認められており、大学には、新しい治療法を試みるために、制度上あるいは予算上の優遇措置がとられている。臨床医学は本来対象が人間であるだけに、思いつきで新しいことを次々と実施することは危険極まりない。このため、歴史的にさまざまな倫理的規制が設けられてきた。社会は臨床医学に野放図に新しい試みをすることを望んではいない。大学の、独創性を求め、かつ、論文数を求める性癖は、病院での診療の安全性と矛盾する。この矛盾が文部科学省の締め付けでさらに大きくなろうとしている。

ヨーロッパや合衆国では、大学病院という存在は日本ほど大きくない。また、日本と逆に、病院が先にあり、そこで医師を養成するために医学校が開かれたところも少なくない。病院は社会と密接にかかわっており、その附属医学校が社会から遊離することは考えられない。ところが、わが国では大学が先に存在し、大学附属病院は大学の支配下にある。しかも、わが国の大学はいまだに「大学の自治」という化石のような概念の残滓があり、一般社会の論理とルールが届きにくい状況が残っている。浮き世離れした学者が独自の論理で教授会で議論する。社会の常識は通用しない。大きな方針を決めることはほとんど出来ず、停滞したまま迷走している。文部科学省はこの状況を打破しようと独立行政法人化を進めた。

国立大学の法人化に伴う改革も教授会の強い抵抗にあっている。以下は二〇〇四年三月八日付の読売新聞に掲載された柳田博明前名古屋工業大学学長の文章からの抜粋である。大学の教授会の雰囲気がよく理解できる。

法人化に向けた国立大学の準備作業が、制度上の整合性をどうとるかにとどまっていないか。骨抜きの制度設計をしようとしているのでないか、と私は疑いを持っている。

二〇〇〇年秋、私は名古屋工業大学の学長に選ばれ、「法人化は絶対必要。積極的に対応する」と宣言した。その後の教授会メンバーとの葛藤は、学長権限の縮小、教授会権限の維持の要求をいかに拒否するかにかかっていた。要求は、メンバーの民意を尊重せよと言う学内民主主義を論拠に置いていた。……

「学内自治」を主張する一部の声が原因となり、昨年十一月末の教授会で、改革は頓挫する。学内論理が優先され、社会の期待や支持に背いてしまったのである。……

国立大学の何がいけなかったのか。まず、大学人は大学を自分たちのものだと考えている。大学の自治と称して社会からの干渉を嫌う。働いても働かなくても給料が出る。研究費もある程度は保証されてきた。大学人の多くは、こんな良い境遇を変えるのは嫌だと心底思っている。

私には、大学自治を叫ぶ声が「わがままを保証しろ」という声に聞こえることがあった。大学は社会のためにあり、構成員のためだけにあるのではないことを構成員は認識すべきだ。

国立大学の法人化に伴い、各大学は生き残りをかけて、業績作りに躍起になっている。大学病院にまで独自性のある業績が強く求められている。これが、大学病院の安全性を損なう方向にはたらいている。いかに大学病院であろうと、人間の命を扱う以上、安全が最優先である。新しい試みを安直に実施する病院が良い病院であるはずがない。人間を対象とした試みは遅々としていてよい。独創的な治療や診断方法に取り組んでいるかどうかは、病院の医療水準とは関係ない。大学病院の医師は、一般病院からみると現実離れしているところがある。それでも、人間の生命を扱っているので、時に、患者や家族と厳しいやり取りをせざるを得ない。このため、基礎医学者や他の学部の学者に比べると、現実的であり、大学病院の矛盾を認識することになる。このため、一部の国立大学附属病院では、大学であることより、病院であることを選択しようと考えた。具体的には、複数の国立大学病院で、病院首脳が、附属病院を大学から独立させようとする動きをみせた。しかし、基礎系教室と他学部に抱きすくめられて逃げられないのが現状である。

大学病院の矛盾は、大学と病院が相容れない性格をもっていることにある。大きな医療事故が大学に集中しているのもこのためである。文部科学省はこの事実を重大に受け止めるべきである。私は、国立大学医学部附属病院を文部科学省が管轄していることが、災いの元凶だと思っている。医療は学問とは違って、生身の人間を扱っている。ところが、文部科学省にとって、大学病院もやはり大学の一部である。新しい研究や派手な治療法には大きな予算をつけるが、医療の安全対策に熱心に取り組んでいるようにみえない。医局が医療の質の向上の阻害要因になっているにもかかわらず、適切な対策をとってこなかった。そもそも文部科学省には医療の専門家がいないのである。大学病院の医療の質と安全性向上のためには、大学病院を大学から切り離すこと、文部科学省から厚生労働省に管轄を移すことが必須だと思う。

大学医局の人事システム

わが国では臨床医の育成に、大学医局とその人事システムが大きくかかわっている。二〇〇二年の夏、京都において、日本泌尿器科学会の教育委員会主催で、今後十年間の教育についての基本方針を考えるために、「教育ワークショップ２００２」が三日間にわたり開催された。医局制度は社会からは強い批判を受けている。私は、「教育ワークショップ２００２」で日本泌尿器科学会が本気で教育の問題を議論していることを社会に示すためにも、本格的に医局制度と卒後研修の関係を正面から取り上げる必要があると考えた。そこで、医局制度と専門医教育の現状を調査分析し、その結果をふまえて対策を考えるべきであるとの提言「教育ワークショップ２００２への提言」を配付した。予想したことではあるが、私の主張は無視され、「教育ワークショップ２００２」では医局制度は一切議論の対象とされなかった。しかし、後で述べるように、私の主張は水面下で多少の影響を与えたかもしれない。以下、私の目から見た医局と専門医制度について詳述する。

わが国では多くの医師の人事は大学の医局が動かしている。病院が医師を必要とするとき、病院長は特定の大学の医局に医師の派遣を要請する。この際、完全に人事権を委ねることになる。医局が派遣すべき医師を決定する。複数の医局に同時に希望者がいないか捜してもらうことは、医局と付き合う上での礼儀に反するとみなされる。礼儀に反すると、外交上、真剣でないと理解され、いずれの医局とも派遣の交渉にすら入れない。医局はその病院の当該科の医師を、医局員あるいは医局出身者でかためようとする性質を持つ。ここでいう、医局員とは大学院在籍者と医局の定期人事異動の対象者である。医局出身者とは医局に在籍した後、責任あるポストに就いて、医局を離れた医師である。通常、医師派遣の約束は、個々の医師についてではなく、ポストについて継続的なものとしてかわされる。医局員のチャンスを平等にするために、定期的に人事異動が行われる。時間をかけ、可能な限り不満がでないように、人事を決める。複数の病院に勤務する多数の医師を、ある日時を決めて、一気に異動させる。互いの協力と責任ある行動で、診療業務には支障を生じさせない。こうした定期的人事異動以外に、適宜、臨時の異動も行われる。

継続的医師派遣の約束を、医局はよほどのことがない限り、律儀に守る。二〇〇四年四月、二年間の臨床研修義務化がスタートした。これにより、新規入局が二年間なくなる。二年間分の医師が、医局に所属することなく臨床研修医として今までなかった形態でプールされることになるからである。大学病院で若い医師が不足するため、全国的に医局による医師の病院からの引き剥がしが目立っている。どうしても医師を供給し続けられないときには、医局近接度で派遣の優先順位が決められる。優先順位の高い順に、①全員が医局出身者あるいは医局員、②部長が医局出身者で医員の一部が医局外の医師、③部長が医局外出身者、の病院となる。③の病院の方が①②の病院より、若い医局員の教育に適していたとしても①②の病院が優先される。医局は、若い医局員の教育を考える以上に、医局出身者の部長の生存を保証しなければならないからである。若い医局員も、教育上不満があっても、自分が部長になったときに、医師を派遣してもらうことを期待しているので、不満を表明することはない。あるいは、医局は空気のような存在であり、何の疑問も感じていないかもしれない。教育を優先して①の病院から医師を削って、③の病院にまわすことがあるかもしれない。こうした場合には、決定者（教授あるいは医局長）は仲間を裏切ったような後ろめたさを感ずることになる。また、この決定は医局内で波紋を引き起こすことになる。部下を減らされた部長は、医局長に苦情を言う道義的権利を得る。この「道義」はあくまで医局内でのみ通用する道義である。

人手が足りないとき、優先度＝医局近接度の低い病院が数の調節の緩衝になる。緩衝病院に対しては、人手が余っていれば医局員を派遣するが、足りなくなれば引き上げる。医局員に職を提供し続けることが絶対命題なので、緩衝病院を介して、医局は常に人手不足状態に保たれることになる。どこの医局にいつ声をかけても常に人手が足りないと言われるが、実体は右記医局の絶対命題が守られていることを意味するに過ぎない。必然的に、医局近接度の低い緩衝病院は、しばしば別の病院と入れ替わる。

ポストと医師の数合わせは困難であるが、それ以上に、各病院への医師の割り振りの調整が困難である。若い医師に人気のない、手術件数の少ない病院も、支えなければならないからである。この人事調整は程度の差はあれ、何らかの強制を伴う。永続的な職の保証がこの強制を支える。地方の多くの中小病院は、医局の強制を伴う人事調整能力なしには、医師を確保できない。この強制的人事調整能力ゆえに、医局は今後も社会に不可欠な存在として、大きな役割を果たし続けると予想する。しかし、こうした労働慣行は日本の他の分野にはめったにあるものではない。馴染まない医師がいるのも十分に理解できる。

ある若手国会議員から直接聞いた話を書く。彼は、ある有名大学の医局に所属していた。遠隔地への勤務を命ぜられたが、家族に問題があり、赴任することが困難だった。そこで医局を辞めることを申し出た。医局長は怒って、以下のようにおどした。

「辞めさせない。このまま辞めたら、今後、この地方で医師として働けると思うな。」

結局医局を辞めるために、一年間の「御礼奉公」を余儀なくされた。彼が国会議員になって以後、医局の上司を含め、大学の上層部は、極めて慇懃に、ほとんど、卑屈ともいえる態度で彼に接することになったという。後で述べるが、尊大と卑屈は同じ態度の表裏であり、運命共同体に埋没した人間にしばしばみられる。

医局の成立と行動原理

医局はどうしてこのような行動様式をとるのであろうか。消防署は消火と人命救助という特定の機能を発揮するために設計された組織であるが、医局は消防署のように人為的に設計された組織ではない。自然にできた組織であり、法律による追認も制禦もない。

人間の自然発生的な組織の性質はどれも似ている。人間は群れる動物である。人間の集団が形成され、集団間の識別が可能になると、理由がなくても、互いに争うという実験結果があることをきいたことがある。集団間に永続的な利害対立があると、争いは固定する。固定した争いは集団内の結束を生む。さらに、集団内に生存保証、相互扶助、報賞、罰則が生じ、この中から規律と倫理が生まれる。こうなると、集団外では生存できなくなり、何らかの集団に所属せざるを得なくなる。集団への忠誠心は、愛国心がどこの国でも通用するように、集団を超えた一般的な価値になる。戦いに勝利した英雄の物語が語り継がれる。友情、自己犠牲の美しい伝説が生まれる。

この描写は民族や国家など運命共同体と呼ばれる集団と同様、医局にもあてはまる。行動の基準は集団内にある。外からは、目的なしに自己増殖しようとする本能が見えるのみである。

泌尿器科における過剰応需

提言に書いたことであるが、わが国の泌尿器科医は外科の一分野とみるかぎりにおいて過剰である。二〇〇〇年の雑誌記事によれば、世界に冠たる医師過剰国家であるイタリアは人口五千七百万人、医師数三十二万名（内八万五千名が失業）で、就業している泌尿器科医は二三三二名であった[1]。これに対し、わが国は人口一億二千万人、医師数二十三万名、泌尿器科医数約八千名。泌尿器科医数は人口十万人当たり、イタリア四・一名、日本六・七名となる。

一九六〇年代末から七〇年代にかけて、医科大学が数多く新設された。これが現在の医師過剰をもたらした。数多く生み出される医師を、増殖本能に任せて医局が吸収し続け、過剰応需ともいうべき状態を全国的に進行させた。過剰応需とは小規模病院から医師派遣の要請があったとき、その地域に十分な患者数がないにもかかわらず、医師を派遣することである。一旦派遣すると、小規模病院は医局近接度が大病院より高くなるので、医師を派遣し続けることになる。医局の自己増殖本能を、地域の要請に応えようとする責任感と善意が後押しし、過剰応需が発生する。

過剰応需かどうかの判定は簡単である。当該病院で勤務する医師が、その病院での診療を通じて、一般的に泌尿器科医に必要とされる能力を、時代変化に多少遅れながらでも維持できるかどうかである。

最適な指標は手術件数である。小手術を除いた本格的な手術件数が重要である。能力を維持するには、全身麻酔を要する手術件数が年間五十件は必要だと考える。三十件では能力の維持が苦しく、十件以下では絶望的である。過剰応需病院は医局全体に負の影響を与える。

先に述べたように医局は平等を旨とする。過剰応需病院を多数抱えると、結果として医局全体が経験不足になり、医局全体の診療水準が低下する。将来、医局の医療の先頭に立つべき有能な若い医師が、長期間、本格的な医療にかかわらないことになる。

通常、医局員の中で比較的優秀だと思われる若手が、病棟医長に抜擢され、大学での診療の中心となる。基礎研究の業績で教授が選ばれたり、あるいは、教授が学会や学内の政治家として活躍している教室では、教授が卓越した外科医であることはめったにないし、自ら診療に熱心に取り組むこともない。しばしば、病棟医長の比較的若い講師に難手術がまかされる。医局外の専門家の指導をうけることは医局の恥を外にさらすこととみなされる。

先にも触れたが、精巣腫瘍の化学療法後の残存腫瘍摘除や下大静脈腫瘍血栓を伴った腎癌の手術では、医師によって大きな技量の差がある。死に直結しかねない差である。難手術で医師の技量の差がどこまで許されるのか基準はない。腹腔鏡手術に限らず、大学病院では無理な手術が行われることは珍しくない。

過剰応需の最大の問題は医局員の心を荒廃させることである。若い医師は医師としての能力を高めることを切望する。しかし、過剰応需病院では、いかんせん、症例が少なすぎる。診療能力を高めようとしても、自分の力ではどうにもならない。医師になる上での、同世代内での競争の厳しさから考えて、各医師は、かなり高い潜在能力を持つ。能力に対する自負心が大きいほど、向上心と責任感が強いほど、冷徹に現状を認識できるほど、将来を見通す力があるほど、過剰応需による苦しみが大きくなる。

泌尿器科医をやめてしまったある医師は、自分が生きながら動けず、内部から腐敗して崩れていくように感じたと、焦燥の年月を述懐した。この医師は極めて優秀だったが、このまま泌尿器科医として研鑽を続けても、患者に責任を持てる水準まで手術の技量を向上させることは不可能であると判断して、泌尿器科医をやめた。

過剰応需病院は教育病院として不適切である。卒業後五、六年目までの医師を過剰応需病院に派遣することは、医局の増殖本能が教育の責任に優先していることを意味する。不適切な環境に研修医を置くぐらいなら、そもそも、教育を引き受けるべきではない。実質的に、泌尿器科医を必要としていない病院を維持するために、学生を宴会で飲み食いさせて勧誘するようなことをしてはならない。若い医師の教育を引き受けることの責任の重さを考えるべきである。わが国の小さい県の医科大学の泌尿器科学教室の多くは、過剰応需に苦しんでいると想像する。大学病院そのものが過剰応需病院だったとしても私は驚かない。古い大学にも過剰応需病院を多く抱えているところが少なくないと想像する。

過剰応需病院は必要か

医療は恐ろしいスピードで進歩している。東京の一部の大病院では、世界の最高水準、あるいは、それに近い水準の医療が提供されている。求められる医療水準が高いと、必然的に、病院は複雑になり、高度の機能が必要になる。医療安全対策、感染対策に専従する専門家が対策チームを率いて活動している。過剰応需病院では手術の技量を高くできないのみならず、医療の安全のための高度な機能も絶対に持てない。サイズが小さすぎるからである。

日本の保険制度は不備を指摘されることもあるが、実際には世界最高レベルの医療を提供できるよう整備されている。合衆国の民間保険のように、医療機関に介入して診療内容を大幅に制限することはない。しかも、日本の保険制度は医療費を全国均一にしている。しかるに、同じ料金で、一部では、世界最高水準の医療が受けられるにもかかわらず、多くの地域で、そうなっていない。明らかに不平等である。これは医師の能力の問題ではない。やり方を変えれば、地方でも最高の医療が提供できる。

この原因は国民が自ら招いている。市町村長の選挙では、自治体病院の整備が重要な公約になっている。首長は、小さな自治体病院にも、最先端のフル装備病院の機能を持たせようとする。自治体にとって、病院事業は重要課題であり、金食い虫である。しかし、いくらお金をかけても、現代の高度医療を実施するには、自治体病院は小さすぎる。小さな自治体病院に多くの診療科を作ると、普通に診療すると赤字になる。医師は自治体の首長から叱咤され、必要以上に診療を膨らませる。小さな病院を多く作ると、お金がかかり、多くの医師が必要になり、医療水準が下がり、医療費が増える。これを国民が自覚すべきである。

過剰応需病院では個々の診療科の医師の数は少なく、知識、技術向上のための勉強会も成立しない。向上心に富む若い医師にとって、過剰応需病院にいる期間は進歩の空白になる。必然的に医師集めが難しくなる。

人口と交通を考慮して、八百から一千床レベルの高度な病院を少数つくり、大きな診療圏の中の、手術や高度な医療が必要な病人を集中させるべきである。患者移送システムの整備は、各自治体で病院を維持するより、はるかに、安価である。一千床クラスになれば、医師同士の切磋琢磨も可能になる。魅力的なカリスマを指導者に招いて、病院を活発化させれば、田舎でも医師は簡単に集められる。自治体の負担も軽減される。

自治体の選挙民の選択と、医局の過剰応需と強制的人事配置が、小さな自治体病院を支え、結果として、国民に対する医療サービスを低下させている。自治体病院に高度なフル装備病院と同様の機能を持たそうとすることはやめるべきである。身の丈にあった機能を考えるべきである。

医局と専門医制度

学会の運営は医局の維持を前提としている。学会は医局の連合体とみられても仕方がないような動きをしてきた。理事選挙は医局の組織的投票で動向が決まる。日本泌尿器科学会、日本ＥＥ学会の理事は大学の教授のみである。大学外の泌尿器科医にほとんど発言権はなく、学会の正当性を損ねる要因となっている。

ここで断っておくが、最近の日本ＥＥ学会の医療事故をめぐっての判断と行動を私は高く評価している。青戸病院事件では日本泌尿器科学会と合同で調査委員会を立ち上げ、医学的検証が行われた。いずれ、報告書が発表されるはずである（二〇〇四年七月段階ではまだ発表されていない）。昭和大学藤が丘病院での腹腔鏡下副腎摘除術での死亡事故では、日本ＥＥ学会の調査委員会が手術のミスを認定した。

私はこの調査は厳密に公平に行われたと思っている。ただし、警察の依頼で鑑定し、それが刑事事件にするかどうかの判断基準として使われるとすれば多少問題も残る。しかし、専門家による科学的検証のないまま、刑事事件として扱われるよりよほどましである。また、医療内容に過ちがあり、引き受けるべき責任があるのなら、それを回避すべきではない。

本論からさらに離れるが、日本ＥＥ学会の大島伸一理事長は私のもっとも尊敬する泌尿器科医である。彼は、名古屋大学卒業後、医局に所属せずに、社会保険中京病院で腎移植に打ち込み、患者に多大な恩恵をもたらした。専門外でもあるので、彼の学問上の貢献をよく知らない。私は、常識ある臨床医としての大島医師を高く評価する。それ以上に、社会に通用する常識を大学に持ち込もうとする努力を評価する。

本論に戻す。泌尿器科専門医制度は日本泌尿器科学会が運営している。先に述べたように、泌尿器科専門医資格を得るためには、日本国の医師免許を有すること、申請時において、五年以上引き続き社団法人日本泌尿器科学会の会員であること、認定された専門医教育施設での実地修練が完了していること、学会の定める教育研修の必要単位を取得していること、学会の行う専門医資格試験に合格していることが求められている。このうち、実際の臨床経験に結びついているのは、認定された専門医教育施設での実地修練のみである。修練期間は五年以上とされている。この専門医教育施設の認定基準は以下の六点である。

(1) 百床以上の総合病院、五十床以上の泌尿器科専門病院、またはこれに準ずる病院
(2) 原則として泌尿器科関連病床十五床以上
(3) 原則として臨床検査、剖検ができること

(4) 指導医がいること（常勤であることが望ましいが、他施設の指導医が兼務することも認められる）

(5) 医学図書室があること

(6) 教育環境が総合的に整備されていること

この中には泌尿器科の診療活動を示す指標は一切入っていない。また、どの程度の診療活動があれば専門医の修練の場としてふさわしいのか、議論されたということも聞いたことがない。現在、過剰応需病院が専門医教育施設として数多く認定されていると想像する。右記(4)にも、指導医について、「常勤であることが望ましいが、他施設の指導医が兼務することも認められる」とあからさまな抜け道が記載されている。指導医がいない医局関連の過剰応需病院も、教授名を指導医として登録し、専門医教育施設として認定されている。泌尿器科の現在の専門医制度は医局制度の存続を前提としており、医局人事を動かすのに障害になりそうな項目は排除されている。あるいは、抜け道が用意されている。

各専門医教育施設がどれぐらいの診療活動（手術件数等）をこなしているのか、最近になってやっと調査されるようになった。私が実情を調査すべきだと強く主張したのが水面下で有効だったのかもしれない。各大学では、新入医局員の人数を気にしても、すなわち、医局が増殖できるかどうかを気にしても、どのように彼らを教育するかは主たる関心事ではなかった。慈恵医大の関連病院の手術件数を知る立場にないが、青戸病院事件で逮捕された慈恵医大の医師は、症例の豊富な病院で研修してこなかったかもしれない。厳しい状況での危機対応の経験が少なかったかもしれない。

専門医制度の観点からみると診療の修練が重要である。大学と大学院からみれば研究が優先される。しかるに、基礎研究と臨床は両立しない。となると、研究者になるのか、泌尿器外科医を目指すのか、泌尿器内科医になるのか、当初から別のルートで育成しないと、少なくともわが国における泌尿器外科の医療は世界に遅れることになる。私はここで泌尿器内科医と書いた。これは世界的に使用されている言葉ではない。大きな手術をしないで、内科的診療、ならびに、比較的簡単な内視鏡手術を主たる業務とする泌尿器科医である。わが国には多数存在するが、社会的に認知されているとは言いがたい。このため、肩身の狭い思いをしている可能性も高い。しかし、泌尿器内科医の需要は意外に高い。泌尿器科疾患の診断を、わが国の内科医がやりたがらないためである。また、手術を主たる治療手段としない泌尿器科疾患も数多くあるからである。泌尿器内科医という存在を認知して、誇りを持って仕事ができるようにすることも重要である。このためには専門医制度の大幅な改変が必要になる。こうしたことこそ「教育ワークショップ２００２」で議論すべきであったと思う。大学によっては、医局に入っても、先に述べたように手術の訓練が十分にできない。この実情を調査して認識すべきである。泌尿器内科医としての訓練しかできないのなら、その旨、医局に入る前に学生に話して了解を取るべきである。

　行政学の常識では、相矛盾する機能を一つの機関に持たせてはいけないことになっている。警察、検察、裁判所の機能が分けられているのもこのためである。立法、司法、行政の三権分立も権力の横暴を防ぐための英知である。民法一〇八条は、弁護士の双方代理を禁止している。医局の自己増殖本能のために専門医教育がおろそかになっているとすれば、医局は人事権か卒後研修のいずれかを放棄しなければならない。これができないのなら、せめて、卒後研修については、独立性の強い強力なチェック機構が必要である。チェック機構がなければ無責任と専制がまかり通ることになる。

　現在、学会が各診療科の専門医制度、あるいは、認定医制度を運営している。これは旧厚生省が専門医制度を各学会に委ねたことによる。学会を大学医局の連合体とみるならば、相矛盾する機能を一つの機関に持たせるという、制度設計の戦略上の大きなミスを犯してしまったことになる。端的にいえば、泥棒に金庫番をさせるようなものである。大井龍司氏は、専門医制度の欠陥の原因を、こうした設立経緯にあるとして、「厚生省、学会、医師会、さらに民間からも諸賢が加わり、専門医制度のあるべき姿、すなわち、患者さん、医師会、専門医、社会にとって専門医制度はどうあるべきかを十分に論じた上での立ち上げでなかったことが現在の制度と社会の乖離を招いているものと思われる。(2)」と述べている。私は、専門医制度の運営は患者側の代表が主役を担うべきであり、医師は補助的役割にとどまるべきであると思う。

多様な人事システムを求めて

社会のシステムは多様である方が安全である。三、四年前、千葉県最大の公的病院で、二つの大学の医局が、たまたま、同時期に、麻酔科医を引き揚げたことがあった。手術件数の多い基幹病院なので、麻酔科医が急に少なくなると業務に大きな支障をきたし、地域に多大な影響がでてくる。医局から離れてその病院に残った医師もいた。懸命の対策にもかかわらず、一時期、麻酔科医が問題発生以前の半数以下になった。いずれの医局も医局員が足りなくなり、どこかの病院から、麻酔科医を引き揚げざるを得なかったのだと推測する。この病院での事態を避けようとすれば、他の病院で同様のことが起きた可能性もある。結果として、この病院と地域に多大な迷惑をかけたが、この人事の決定者は、この病院と地域に対して責任を負う立場にはない。この人事についての苦情を大学に持ち込むこともできない。医局は法律にもとづく大学の正式機関ではないし、他の病院の人事はそもそも大学職員の職務権限外のことである。大学当局がこの人事の当否を議論することはない。

このような危機は、多様な医師供給システムから医師を採用することで回避できる。しかし、わが国には大学以外にしっかりした医師供給システムが存在しない。この病院の院長は、複数の医局から採用していたので比較的安全だろうと考えていた。結果からみると、複数の医局から採用したことが、先に述べた医局近接度を低くし、麻酔科医を引き揚げられる理由になったかもしれない。人事で動かされる医師の側からみると、多様な人事システムが共存する方が、選択肢が増え、抑圧されているという感覚が小さくなり、その分、社会が明るくみえる。ただし、医局を離れると、自分の責任が大きくなる。生き残るために個人的能力を高め、それをアピールしていかなくてはならない。

人事を動かす側にとっても、単一システムの下では、自分の決定が他者に対して支配的影響力を持つことにたじろぐこともあろうかと想像する。影響力が支配的であればあるほど、それに伴う感情的軋轢も大きくなる。軋轢を軽減するために、本人の希望を加味したり、能力の評価制度を取り入れたり、合議制で人事を決めたりするところもある。しかし、ポストを調整するという構図に変わりがないので、人事担当者は、自分に一切利害のないことで、生涯解消しようのない深い恨みを、他の医師に持たれるようになることもある。複数の人事システムがあれば、一つの決定の支配力は小さくなり、社会を明るく、軟らかく、強靱にする。

医局を廃止したと発表している大学もあるが、医局という名称を使用しなくなっただけである。大学全体で、従来の論理に従って、従来の方法による人事調整が、似たような立場の人間によって行われている。こうなるのは、他に医局の機能を持った組織がないからである。医局を廃止すると地方では大混乱を招く。労働法に違反するようなことが行われているが、このために地方の病院に医師が混乱なく補充されている。医局の人事機能によって、小さい自治体病院が地方の医療の主役である現状が維持されている。見方をかえれば、医療水準向上の足枷になっている。

現実的対応は、医局の持っている人事機能を他でも持つようにすることである。東京の病院の一部は大学附属病院よりはるかに多くの患者を集めている、専門医教育機関として十分に活用できる。経験豊富な指導者もいる。限定的であるが、すでに大学医局から独立した教育病院として機能しているところも少なくない。ところが、こうした都会の大病院で訓練を受けた医師の就職は個人にまかされてきた。研修を受けた病院に正式職員として残れない場合には、本格的医療を実施していない中小病院に移るか、開業するしかない。行き場が斡旋されないために、研修を受けた医師の多くが大学に戻り、医局に入局している。ところが、このために、多くの医師を育ててきた実績を持つ虎の門病院でも、研修義務化に伴う大学の若手医師の病院からの引き剝がしで、泌尿器科を含めて、いくつかの科で医師不足になった。

この状況を都会の研修病院の指導者は認識すべきである。大学医局に問題があることは間違いない。その根幹である人事問題を解決するには、医局を通さない人事が、それなりの数、また、それなりの有力なポストについて行われる必要がある。医局を相対的な存在にすることが可能なのは、都会の研修病院のみである。大学自体、現在のように非難される中で強制的人事を続けていくことを必ずしもよしとしていない。

都内の研修病院の指導者に呼び掛けたい。都内の研修病院は、そこで研修を受けた医師の就職を斡旋する共同の組織を作るべきである。また、それを社会にアピールして、その組織の役割を大きくするよう努力すべきである。また、自分の病院に限らず、優秀な人材がいないか常に目を光らせていてほしい。優秀な人材を共同で育てることを意識的に実施してほしい。これは、自分の病院の人事を安定させるのみならず、わが国の医療水準向上に大きな役割を果たすことになる。都内の研修病院がこうした横断的組織を作らない限り、医局制度は今後も現在と同じような形で存続する。他にこのような役割を担える組織、あるいは、団体がないことを都内の大病院は自覚すべきである。厚生労働省も国民の医療サービス向上のためには、大学医局とは別に、医師の人材供給システムが必要であることを深く認識し、これが成立するよう対策をとるべきである。

交流のすすめ

医局の運命共同体としての性格は、過剰応需病院を抱えることで医療水準を低下させ、医局間の交流を疎外することで、医局間の医療水準の差を固定させる。学会で議論しても、他の施設で実際に医療がどのように行われているのかよく分からない。各医局は井戸で医師は「井の中のかわず」

の状態である。適切な相手と人事交流すると、医局の診療水準を短期間に向上させることができる。

二〇〇二年、NTT東日本関東病院、癌研附属病院、国立がんセンター中央病院、聖路加国際病院、虎の門病院、都立駒込病院の六施設の泌尿器科で東京泌尿器科研修協議会を発足させた。共同で専門医を育てることを目的としている。問題症例の検討会、手術の徹底比較、講義、互いの手術見学など交流を進めている。医局同士の直接的人事交流が難しいとすれば、これらの大病院を医局の交流のハブ病院として活用してもよいかもしれない。

東京泌尿器科研修協議会の病院は症例数、手術の水準、患者の要求のきびしさ、いずれをとっても大抵の大学病院を上回る。例えば、前立腺全摘除術を虎の門病院では、平成十五年一年間で、七十件施行した。東京泌尿器科研修協議会のうち、癌研附属病院、国立がんセンター中央病院では虎の門病院よりさらに多数の前立腺全摘除術をこなしている。これに比べて、全国的にみれば、大学で三十件を超える施設は多くないと想像する。

東海大学泌尿器科にも注目すべき動きがある。東海大学が医局を名目上廃止したこと、寺地敏郎教授が腹腔鏡手術のパイオニアであること、教室員が少なかったことから、全国の大学医局から医師が集まり、腹腔鏡手術のトレーニングセンターの様相を呈している。ただし、この動きも寺地教授の個人的能力と識見に依存しているものであり、残念ながら、人事交流が他に広がる気配はない。

虎の門病院泌尿器科は手術件数などからみて、若い医師にとって魅力のある病院だろうと想像されるかもしれないが、実際には、しばしば医師に欠員が生じる。虎の門病院泌尿器科は、医師を派遣している大学医局にとって、医局近接度が低く、緩衝病院でしかないからである。

一方で、私は、虎の門病院泌尿器科を、当院で研修を受けた医師だけで固めることは健全でないと考えている。多様な大学や病院と人事交流を続けたいと思っている。このため、欠員が生じるたびに、全国各地の知り合いの泌尿器科教授に医師の派遣を要請してきた。要請した回数は五年間で五十回を超える。私が要請した教授は、私にとって比較的話しやすい教授に限定されていたためか、全員、交流の意義を認めていた。また、人事交流をしたいという希望をもっていた。

しかし、医師を派遣してくれるところを見つけるのは至難の業である。良い返事がもらえることはほとんどない。一つは、先にも述べたが、医局近接度の高い病院に、優先的に医師を派遣すべきであるとする圧力が、非常に強いからである。医局の傘下の病院は医師の供給を止められると、公然と医局を非難する。政治家が介入してくることも、地域によっては珍しくない。本来、各病院が自立して、医師を育てたり、医師を公募すべきであるはずである。ところが、多くの小さな自治体病院は、大学にべったりと依存し、医師の供給を受けることをあたかも権利のごとく考えるようになっている。また、個々の医局員も、医局外の厳しい社会に飛び込むことを、必ずしも望んでいない。自分の生存の責任を自分で負うという当たり前のことを嫌っている。医局の関連病院の自立心のなさと、個々の医師のふがいなさも、交流を阻む大きな要素である。

私の若い頃からの親友に、ある大学の臨床系教授がいる。彼は、最近、医局員に電子メールを送って、医局人事の縛りを緩やかにすることを提案した。個々の医局員が望めば、医局と関連のない病院と本人が直接交渉して、その病院に就職することを認めるとした。医局内のポストが空いていれば、戻ってくることも認めるとのことであった。評価されるべき決断だが、実際には関連病院の運営が難しくなる。各病院で、常に医師に多少欠員がでるのを覚悟しないといけない。病院運営の安全性を高めるために、帰属する医局をもたずに動く医師が、相当数必要だと思う。

私は、都内の大病院合同の医師の就職斡旋システムが作られ、このシステムで異動する大学医局と関係のない医師の大きなプールが形成されれば、大学の医師を含めて、一気に人事交流が進むと予想している。最終的にはこれを全国レベルに広めればよい。日本の医療の質を向上させるためには、必要なことだが、実現するかどうかもう一つ読めない。今年始まった臨床研修義務化は、医師の就職斡旋システムを作る大きなチャンスだが、都内の大病院の指導者が自分がキーパースンになっていることを、もう一つ自覚していないように思えるからである。

医学部教授の陥る罠

大学病院での診療上の問題の原因の一つは医療に対するコンセプトのずれである。慈恵医大青戸病院事件は若い医師に問題があったとされているが、第一部で述べたように、私は、個人の問題ではなく、慈恵医大が今までよしとしてきた、医療の水準、手続きの厳密さが、時代が求めるコンセプトに追い付いていなかったことにあると思っている。今回の事件は管理者がしっかりしていれば、起こらなかったかもしれない。

大学にはもう一つの大きな落とし穴がある。教授である。大学病院では各教室の教授の権限は極めて大きい。教授の言動に問題があっても、チェック機構は存在せず、修正されない。このため、学問の府であるにもかかわらず、合理的議論が保証されない。一部の教授は責任を伴わない権力を持つことの魔力に囚われて、自らを見失う。こうした教授の数は決して少なくない。

臨床系教室は医局の中心であり、教授は教室員と関連病院で働いている医局員、医局出身者の頂点に立ち、大学の教室内人事にとどまらず、関連病院の人事権も握る。人事の動かし方によっては、若い医師の将来を潰すことも容易である。人事権の一部を医局長レベルに委ねることもあるが、重要な人事権は絶対に離そうとしない。ところが、関連病院に対する責任は法的には教授には一切ない。いかなる人事を行おうと一切責任を負うことがない。問題があっても、批判もされず、責任も問われない。医局内では絶対権力者になる。批判されない立場を好むようになる。診療においてもきつい交渉の場には出たがらず、患者側から見えない位置に立って命令を出そうとする。多くの人間は、このような立場に長くおかれると、適切な行動を維持することができなくなる。明確な哲学に基づいて、自らを厳しく律する必要がある。人間は永遠に高い能力を維持できるわけではない。周囲の人間に自らの行動を制限してもらうべく、自制心と自分を客観視できる能力のあるうちに、準備しておかねばならない。

かつての職場で、私の上司が、ある患者に対し、危険を伴う検査を実施するよう提案したことがあった。カンファレンスでこの提案は反対された。上司は研究上の意義があることを理由に検査することを主張した。この検査で患者に投与される薬剤の添付文書には、想定されていた疾患では投与禁忌と記載されていた。数名の医師で、文献を検索し、この検査を実施すべきでないとの理論的根拠を用意した。

しかし、この上司は主治医と担当の研修医をよんで、直接、この危険な検査を実施するよう指示した。主治医は文献的根拠を示して、この検査に意義がなく危険であると説明した。それでも、上司は理由を示すことなく実施するよう迫った。結局、主治医が屈して、研修医に命じ、研修医がこれを実施した。幸い、この患者には入院中身体的被害は一切なかったが、別なことで病院に強い苦情を申し出た。主治医が患者の苦情について上司に報告すると、上司はこの検査が実施されていなかったと思っており、「変な検査やらなくてよかったね」と言った。主治医は「やりましたよ」と応えた。

私はこの苦情に対処するために、診療録をチェックしていて、右の危険な検査が行われたことを知った。この上司の行動は患者に危険をもたらすのみならず、若い医師にも危険をもたらすものと判断し、医局員と相談の上、医局会で上司に説明を求めた。上司は部下から質問されることに激昂し、説明を途中で打ち切った。そこで、関係者が集まり、経過を再現して文章にし、証言者を明記して上司に渡した。その上で以下の質問に文章で答えるよう求めた。

(1) 予定手術日の三日前に当該検査を実施するよう再指示することは適切だったか？

①一般的医学水準からみて適切か？
②研究的意義があるか？
③本人のその後の治療に有益な情報をもたらすか？

(2) 議論の方法は適切だったか？

①提出された検査に反対の論拠を真摯に検討したか？
②自己の主張を科学的に裏付けるべく情報を集める努力をしたか？
③科学的論拠に基づいた理性的議論で合意を得ようと努力したか？

(3) ある医師が正しいと思っていない医療行為の実施を、管理的医師はその医師に命令できるか？　またその命令で生じた医療過誤の責任は誰が負うのか？

(4) 若い医師を守り育てるべき、指導者として適切な行動だったか？

文章による返答はもらえなかった。医局員の前で再度説明してもらったが、人民裁判のようになるのを恐れて、事実関係を争ったり、適否を議論することは最初からやらないことにした。口頭での説明では大半の質問に返答はなかった。最大の問題は、部下が正しいと思っていない医療行為の実施を、教授は命令できるかということだった。これについて上司は命令できると明言した。また、研修医は「ほとんど責任のないような医師」であり、裁判で被告に据えられるはずがないとした。「責任は私がとる。本人が賠償を支払うような事態になれば、賠償金は私が支払う」と述べた。上司の責任を追及するのは我々の任務ではないと判断した。上司の説明をテープからおこして文章にし、事実経過の文章と上司の行動に対する批判を加えて、学長に渡し、以後の処理と対策をまかせた。

医療訴訟では、多くは、現場にいて診療を実施した医師と病院開設者が責任を問われる（民法四一五条、七〇九条、七一五条一項）。診療管理責任者も民事訴訟の被告になることが法律上可能である（同七一五条二項）が、当該診療の実施者でないかぎり、診療管理責任者が訴えられることはほとんどない。現場に責任を問う傾向は続いており、看護師も医師の指示が適切でないと判断した場合、再度医師に指示内容を確認しないと責任が問われるようになりつつある。

そもそも、医師は意に反して命令に従ったとのいいわけが許されない存在である。これが明確に文章化されたのが、先に述べたニュルンベルグ綱領、ヘルシンキ宣言である。実際、ニュルンベルグ継続裁判では、ナチスの命令で致し方なく人体実験を実施した現場の医師が処罰された。

ヘルシンキ宣言（一九八三年ベニス改訂版）は以下の文章から始まっていた。

「医師の使命は人々の健康を守ることにある。医師は、この使命遂行のために、自分自身の知識と良心を捧げるものである。」

横道にそれるが、二〇〇〇年にヘルシンキ宣言の大改定があった。基本的な考えは変化していない。残念なことに、改定後のヘルシンキ宣言は臨床試験のマニュアルのようになり、格調の高さが失われた。

慈恵医大青戸病院事件では手術の助手をしていただけの最も若い医師まで逮捕された。逮捕そのものには問題があると思っているが、助手を逮捕したことには、医師の責任についての警察の深謀遠慮を感じた。若い医師はあらゆる行動に自らの責任が伴うことをもっと自覚しなければならない。想像すればすぐ分かることだが、患者は日々診察してくれている眼前の医師を信頼し、判断能力と責任能力があるものと思っている。背後にいる管理的医師の命令で行動している医師に命を預ける患者はいない。

医療訴訟で「適切ではないと思ったが、教授の命令で仕方なく実施した。」と証言したとすれば、当該医療行為が適切でなかったことを支える重要な証言となり、被告側の敗訴となる。教授の不適切な命令で法的責任を負ったとして、教授を訴えても自分が免責されることにはならない。

医師によって人間に対する理解、知識、持っている技術は異なる。どういう医療が正しいかを常に決められる神の如き立場の医師がいるはずがない。知的能力に衰えがでてきた頃に、無理な強権発動で職業生活の晩節を汚す教授は大学では珍しくない。年齢を重ねると多少なりとも能力は落ちるので、判断を誤ることもある。判断を誤っても大事に至らないようにするためには、「私が指示したとしても、適切でないと思うことは絶対にやってくれるな。」と部下の医師に頼むべきである。医師に限らず、医療に携わる人間はすべてそれぞれの持ち場で責任を持って、自分で判断しながら最善を尽くすことが医療の安全を高める。独裁は医療の安全を損なう。

私の論理を検討するために、知人の倫理学者に議論の相手になってもらった。やけどしそうな話を前に、彼は慎重になり、自分の意見を明確にするのを避けた。しかし、議論を通して、私の論理に大きな破綻がないことが確認できた。

診療方針決定過程の非合理性、患者側からみれば非倫理性は、かつての私の職場では泌尿器科に限られたことではなかった。学長にその大学病院の診療の問題点を具体例を挙げて説明し、対策について議論した。この議論も記録に残した。読み返していて、当時も今とほとんど同じようなことを考えていたことを思い出した。学長には、倫理に配慮した行動規範を作成して、医師としてのスタート時に徹底的に教育すること、他者の目の存在と説明責任を医師に常に自覚させるために、外部からの医療監視制度を作ることを提案した。予想される教授会の抵抗を抑える方法まで提案した。学長は外部からの医療監視制度に強い興味を示した。何らかの対策をとることを約束してくれたが、その後、少なくとも周囲からわかるような対策は一切とられず、上司は大学の要職の地位を保った。

かつての上司の行動をめぐってのやり取りは、ほとんどの大学病院で行われることはない。現代の若者はきわめて大人しく、いかに理不尽でも我慢して従う。教授の専制を阻止するのに、部下が立ち上がることは期待できない。なんらかの制度を用意する必要がある。専制を野放しにしている限り、社会の常識を大学に持ち込むことが難しく、時代にあった行動規範はできない。大学病院で医療についてのコンセプトを社会で受け入れられるものに変更する必要に迫られている。しかし、専制と現代社会に通用する医療のコンセプトは両立しない。

方向を少し変える。歴史小説家の司馬遼太郎氏が、傲慢かつ強圧的態度で日本を開国させたペリーの、その後の人生での卑屈を語り、尊大と卑屈が同じ態度の両面であると書かれたことがある。

運命共同体は、構成員に二つの表現型をもった一つの態度、すなわち、尊大を卑屈を強いる。医局のような運命共同体は、しばしば、参加した順序による階級を持つ。運命共同体が組織としての目的を持たないので、この階級は個人の能力とは無関係である。長幼の序を重んずるのは運命共同体の増殖本能に由来するものであり、共同体内部では倫理の域に達している。尊大と卑屈は個人の問題というより、運命共同体が構成員に求める属性である。

この事件で上司に屈した主治医は、運命共同体的体質を色濃く持っていた。研修医に対しても、意見を求めることはほとんどなく、命令することを常としていた。一方で、医局の先輩に対して、常に、恭順の姿勢を態度物腰で表現していた。当時の上司も、若い頃、この主治医と同様に、一つの態度から発生する二つの表現を何ら臆することなく使い分けていたことを思い出す。

運命共同体に埋没するほど尊大と卑屈は強く発現する。自我、知性、教養は、運命共同体と自己を思考の対象とすることを可能にし、尊大と卑屈の発現を抑制する。構成員の知的水準が、尊大と卑屈の表現形式に影響を及ぼす。医局はやくざやたちの悪い大学体育会に対し、胸を張れる水準にあるだろうか。

リーダー育成の重要性

なぜ、医局は問題があるにもかかわらず、活動を制限したり、制禦することなくそのまま存続しているのであろうか。なぜ、教授の理不尽な言動に対し、若い医師は立ち上がろうとしないのであろうか。なぜ、一部の大学病院の指導者は医療事故のあと、現在の社会に通用しそうにない対処方法をとるのであろうか。なぜ、医局指導者はやくざまがいの態度をとるのであろうか。

私は、日本の医師、とくに、指導者に、幅広い教養と洞察力が足りないことが原因であると思っている。自立した思考能力、想像力が足りないように思う。

一九八八年に合衆国に滞在して、合衆国の医師を観察したことがあった。当時、私が会った合衆国の医師はいずれも行動原理がきわめてシンプルであり、そのシンプルな原理に到達した過程が、これまた極めてシンプルであるように見えた。深い思索や、多様な経験をした痕跡はみてとれなかった。「まてよ、これは正しいのか?」と考える姿勢はほとんどみられなかった。彼らの理解できる範囲は狭く、想像力も彼らの日常をほとんど超えていなかった。当時、日本にもこのような医師が多かったが、中には、多様な思考経験を窺わせる医師がちらほら目に付いた。これが現在きわめて少なくなった。

哲学者の木田元先生は海軍兵学校在学中に終戦を迎えられた。『猿飛佐助からハイデガーへ』(岩波書店)という本に先生の若い頃の体験が書かれている。

先生は家族が満州にいたため、一時、浮浪者のような生活を送られた。その後も父上が日本に帰られるまでは、家族を支えて、闇屋をされていた。一時、農学校に入学されていたが、なじめないまま、精神的放浪の日々を送られた。木田先生はハイデガーを専門とされているが、あくなき好奇心と、極めて幅広い読書体験をお持ちである。我々凡人からみると、森羅万象、想像力の及ばぬもののなしとの印象を受ける。あの馴染みにくい生硬なドイツの哲学を専門としているようにみえない。

木田先生の落ち着いた一癖も二癖もある笑顔からは、何でもこい、何でも考えられるよとの自信が窺えるが、こうなるのに、若い頃の精神的放浪が重要な役割を果たしたと思う。私は木田先生のような精神の幅の広さが日本の医師に求められていると思う。

英国の大学生は入学資格を得ると、一年間大学に行かずに、世界を旅して回ることが選択できるという。私は医学部の学生にも、大学入学後一〜二年間、大学での duty を少なくして、精神的放浪をさせるとよいと思っている。医学教育は職業訓練に近く、若者に本格的思索をさせる部分はほとんどない。early exposure（早期の接触）と称して大学の一年生から職業教育をはじめることは、将来リーダーとなるべき人間の質を落とすことになる。医師国家試験の合格率は大きな問題ではない。医学部教育で教える内容は現在よりはるかに少なくてよい。骨格となる事実、議論の仕方、医学上の正しさを決める方法、多少の英語読解力、文献の検索方法さえ分かれば、あとは、実際の症例を丁寧にみるトレーニングをすればよい。調べるとすぐに分かるようなことをいちいち記憶するのは馬鹿げている。しかも、医学の変化は速く、正しいとされる情報も、どんどん入れ替わっていく。細かなことを覚えてもすぐ役に立たなくなる。しかし、医師国家試験は基本的に記憶量を測定している。私は、成績の上位二〜三％に入ることは、それだけで、指導者たるべき能力の欠如を意味すると思っている。何が重要かを判断して自分の行動を決める能力が欠如しているからこそ、必要以上に記憶量を増やす空しい努力を継続できるのである。

私の学生時代のことを振り返ると、実学であるはずの医学部の教育は、現時点では役に立っていない。医師のレベルは学生時代の記憶の量ではなく医師になった後の基本態度が決める。基本態度さえ間違えていなければ、適度な言語能力と論理能力だけで、そこそこの医師になれる。

私が大学に入学した当時、紛争のために教養学部の授業が一年間ほどなかった。精神的に極めて不安定な状況に置かれた。この時期には、激しい論争を観察し、大量の映画を見て、大量の本を読んだ。友人とさまざまな場所で大量の安い酒を飲んだ。この時期に様々なことを考えるようになった。紛争のさなかに人間の暗い部分もさまざまなところで観察した。授業が始まった後も、大学の勉強は必要最小限になった。大学時代をほとんど読書と山登りに費やした。

現在、時代の変化に対応して、医師が考えなければならないことは多い。危機管理、病院の改革、後進の指導に、読書や、登山での体験が非常に役立っている。医学だけに集中するような学生時代を過ごしていたら、このような本を書こうと思うようにならなかったにちがいない。

かつての職場で上司の命令をめぐって議論があったとき、若い医師は上司と議論することを必要以上に恐れていた。その後、もっとひどい目にあうのではないかと心配していた。これが私には理解できなかった。上司に説明を求める行動は、政治的行動としては極めて単純であり、社会でどのように受け取られ、どのように処理されるのか、かなりの確度で予想できた。よしんば、自分がその勤務先にとどまることができなくなるにしても、医師として働く以上、問題によっては、毅然とした態度をとらなければならないときがある。医師にはこうした覚悟が必要であるし、社会もそれを期待している。どうも、現在のわが国の医師の多くにとって、日常生活を守ることが第一であり、思考も日常から離れることはめったにないようである。社会、医療制度、大学、医局は固定された条件であり、思考の対象でも操作の対象でもないようである。

日本の医師のリーダーの質を高めておかないと、危機があったとき乗り越えられない。落ちこぼれが多少でても良い。強靭な精神、幅広い想像力、深い思考力を持つリーダーが育つ環境を意識して作っておく必要がある。四十歳を超えると、医師も医学部の職業教育より、教養学部での思考体験が実用的なのである。百年を超える時間の尺度で考えると、医療をよいものにするには、医学部より教養学部での教育が大きな意味を持つと確信する。

大学の教授会のシステムは原理的に良質のリーダーを好まない。先に述べたように大学、とくに、国立大学では教授会が絶対的権力を持つ。教授会のメンバーは自分の持っている権力を奪われることを好まない。教授会のメンバーは批判されることを嫌う。自分の権威、ひいては権力を奪いかねないからである。必然的に、自分が批判されるようなシステムを排除する。教授会をチェックする機構はない。かくして、教授会システムは必然的に衆愚政治になる。

カエサル以前の古代ローマの元老院にみられたように、多数の構成員による会議に権力を持たせて、チェックを排除すれば、いかなる集団も同様のものになるであろう。良質のリーダーは、鋭い観察眼と批判精神、カリスマ性、強い責任感、果敢な実行力を持つ。衆愚政治の権力者はこれらの資質のすべてを嫌う。自分の安楽が脅かされるからである。こうした教授会が学長を選任する。

かくして、良質のリーダーは、水が高いところから低いところに流れるように、大学から排除される。大学の学長、大学病院の病院長は、教授会の現状維持を前提とした教授会ボスか、あるいは、他人の批判を絶対にしない穏やかで人畜無害な紳士が選ばれる。熾烈な競争をしている自動車業界とは全く異なる。自動車業界ではリーダーの資質如何で巨大な会社が倒産するからである。

(1) Martorana, G. et al.: Italian urological manpower: Employment prospects and future scenarios. *Urol Int*, 65, 155-159, 2000.

(2) 大井龍司「わが国における専門医制度の問題点とその改革」『日外会誌』一〇三号、三〇四-三〇八ページ、二〇〇二年。

第三部　医の倫理と医療の安全——思想の重要性

手術のような危険を伴う診療行為は、必然的に倫理的観点からの制御を必要とする。実施する前に、適切な手順で、適切な内容の説明をした上で、患者から同意を得なければならない。同意を得るに至る手順と説明内容がその診療行為に正当性を付与する。医師が本音の部分で考え、かつ、実践している医療と、患者や社会が望ましいと思っている医療の齟齬を解消しなければならない。医療における倫理は個人的問題ではない。組織的な議論で、医療倫理のコンセプトについて合意を形成する必要がある。さらに、実際の医療をこのコンセプトに則ったものにしなければならない。

この問題に関しては、学会に大きな役割は期待できない。現在の学会は大学医局の連合体である。大学は「大学の自治」のために各教授の身勝手を抑えることができないので、根本的な問題に正面から対処する能力をもたない。学会の構成員は名目上は会員であるが、実質的には個人ではなく、各大学の医局である。このため、厳しい規範を自らに課すことが難しい。教授会の構成員が互いの批判を避けるのと同じ理由で、最も低いレベルの大学が受け入れられるような行動規範でないと受け入れられない。また、学会には日常診療で行動規範を実現し、維持させるような、病院内の制度や取り決めを整備する権限がない。

他方、各病院は医師に対し、もっと強い影響力を持っている。規範を作成することは、病院の利益に一致する。大学より意思決定が容易なので、規範を理想的なものにしやすい。各病院で医師の行動規範を作成し、医療関係者を教育する教科書にするとよい。これを徹底的に教育し、この実現を病院運営上の取り決めを上手に使って保証すべきである。

他に求める倫理と自己を律する倫理

先に述べたように、倫理や正義が攻撃の根拠となると極めて危険である。倫理や正義は怒りを含み、敵を求め、容易に憎しみに移行する。伝播力があり、燃え上がる。対立は深まり、患者側からの医師に対する不信のみならず、医師も患者側に不信感を持つようになる。患者側、医療側の双方が心から満足できるような解決ができなくなる。憎悪している医師を厳罰に処すことに成功しても、その患者、あるいは、家族は、普通に医師に診てもらっている普通の患者よりはるかに不幸である。医療者から大事に思われ、扱われているという、医療にふさわしい穏やかな安心感は、怒りを含む倫理と正義からは生まれない。

息子に勧められて石田梅岩の『倹約斉家論』を読んだことがある。石田梅岩は石門心学の祖である。石門心学の倫理は自分に向かう。暴利をむさぼることなく、節度ある商売で勤勉に働き、倹約して蓄財し、家族や親戚、近隣の人々が困っていれば、その金で助けなさいと説く。

金は人助けのためのものである。石門心学は実践者に勤労の達成感、優しい心、人を助けることで得られる深い満足感を与えた。京都、大阪の商人の精神的よりどころとなり、彼らに誇りをもたらした。商人に大きな影響を与えたと言われているが、商人のみならず、武士や農民にも支持者がいたとされる。

石田梅岩の本には、日本人が誰でも持っている倫理が書かれていた。沁み入るように心に入ってくる。沁み入り方の程度は、歴史的に日本人の心を深くとらえていたことを物語る。

石田梅岩の石門心学には、ニュルンベルグ綱領やヘルシンキ宣言のような猛々しさは一切ない。理由の一つは、倫理を攻撃の道具としていないことにある。

医療における倫理も、医療側が自らを戒める方向で使用する限り、穏やかなものになる。「他に求める倫理」がしばしば非難、攻撃を伴うのに対し、「自己を律する倫理」は争いが生じず、マイナス面がない。医療側が努力すればその分メリットとなる。「自己を律する倫理」を十分に生かし、「他に求める倫理」に抵触しないよう心掛けるべきである。

医療側の倫理は強制されて、仕方なく実践するようなものではいけない。自分から進んで行うようにしてこそ実効性があがる。したがって、病院に新たな行動規範を持ち込む場合、実施者が納得しやすいように、十分時間をかけて議論し、十分な合意が得られてから実行に移す必要がある。

思想の重要性

話が脇道にそれる。社会の多くの人間が正しいと思う思想は、世の中のありように大きな影響をもたらす。いかにも泥臭いが、石田梅岩の教えを軽視すべきでない。影響力において、大秀才、荻生徂徠など足許にも及ばない。石田梅岩の倫理が正しいと現在の日本人も心の奥底で思っている。松下電器の創業者松下幸之助氏や京セラの稲盛和夫氏も石田梅岩の信奉者である。

『倹約斉家論』に大阪の大火の描写がある。町は混乱の極にあり、食料が得られなかった。なんとか歩いているうちに、しん粉（米粉の菓子）が売られているところに出くわした。二文のしん粉が二文で売られていた。

「かかる折ともいわずして、二文のしんこは二文に売る。げに天下泰平一統に治まる御代の徳なれや。」（石田梅岩著『倹約斉家論』日本思想体系42　石門心学、岩波書店）

石田梅岩の思想に彼の独創的要素は少ない。彼は当時の庶民の持つ漠然とした倫理を明確にしただけかもしれない。当時、江戸幕府直轄地は徹底した管理社会であり、江戸幕府は食料の値段の安定に恐ろしく気を使った。商人が暴利を得ることを嫌い、政権の考え方によっては、大儲けして、奢侈に走った商人を処罰することすらあった。

対比のために、官僚になった大学時代の友人が、合衆国に留学していたときのエピソードを紹介する。土曜日にウイスキーを買うために酒屋にいくと、ウィークデーより値段がかなり高くなっていた。友人が抗議すると、酒屋の主人はあきれ顔で以下のように言った。

「君はものの値段が需要と供給の関係で決まることを知らないのか。」

合衆国社会の苛烈は、社会の仕組みではなく、社会を統《す》べる思想にある。

脇道にそれた理由は、各人の持つ、望ましい医療のコンセプトが、非常に重要であることを分かってもらうためである。

インフォームド・コンセント

現在の医療倫理における中心的概念はインフォームド・コンセントである。この概念は古いものではない。先に述べたニュルンベルグ綱領に端を発する。なぜインフォームド・コンセントが必要なのであろうか。

手術では疾患の治療のために、患者に大きな侵襲（体へのダメージ）を加える。目的を達することなく、手術による侵襲のため、生命が奪われることもある。医師がよかれと思って実施したことも、患者にとってはよくない結果になることもある。このため、患者の了解なしに、医師が自分の考えのみで治療方針を決定することは適切でないとされる。そこで、手術を正当化するために一連の手続きが必要になるのである。

医師によって見識も技量も異なる。多くの意見が存在する中で、自分の考えが絶対に正しいと主張できる医師はいない。目の前の患者にとって最も適切な治療方針を、神の如き立場から、患者に代わって決定できるような権限は現在の医師にはない。患者本人のみが治療方針の最終決定権を持つ。医師は情報を提供して患者の決断を手助けする補助的役割を果たすことになる。

可能な限り公平な立場から、治療方法の選択肢を示し、十分な情報を提供しなければならない。例えば、早期前立腺癌では根治手術、放射線治療、無治療経過観察、内分泌療法（合衆国では推賞されていない）のいずれもとりうる。論文上の治療成績にもばらつきがあるし、論文上の成績のみで決められるものではない。とるべきリスクの性質が大きく異なる。

リスクの主なものは、根治手術では尿失禁であり、放射線療法では難治性直腸潰瘍であり、無治療経過観察では癌の進行である。いずれのリスクを選択するのか、患者の好みや人生に対する対処の仕方が決定を左右する。

医師は可能な情報を提供すべく努力するが、患者が判断するのに十分な情報を提供することは難しい。勉強不足の医師もいるかもしれないが、十分な情報は存在しないことが多い。論文として次々と専門雑誌に発表されている成績はあくまで他の施設の成績である。現在、数字として発表されている成績も、昔実施された手術の成績である。早期前立腺癌は進行が遅いため、前立腺全摘除術の成績を検討するためには十年、十五年生存率が必要であるが、十五年も同じ病院に勤務している医師は多くない。私も虎の門病院に勤務して五年である。現時点での成績はかつて勤務していた医師、あるいは、過去の執刀医の成績である。さらに、手術は大きく変化した。過去の手術と現在の手術の成績が同じかどうか分からない。実際、十五年前に前立腺全摘除術はわが国ではごく一部の施設でしか行われていなかったし、手術手技も安定したものではなかった。

患者は自分で「えいや」と飛び降りるつもりで、適当なところで結論を決めざるをえない。中途半端な情報で大決断を迫られることは気の毒とは思うが、この役割を医師に要求することはできない。手術後に患者が死亡したとき、放射線治療で直腸潰瘍が生じたとき、無治療で病状が進行したとき、治療方針の提示の仕方によっては、患者家族から恨まれたり、賠償責任を負わされることがある。最近の風潮だと刑事責任さえ問われかねない。治療の結果が思わしいものでなく、医師に対する恨みが生じると、非難の理由は後からついてくる。医師は治療方法の最終決定の場面では、控えめな態度をとらざるをえない。

慈恵医大青戸病院事件では、医師の説明は不十分だった可能性が高い。説明が不十分なとき、患者が手術で死亡したら、医師にとってどれほど恐ろしいことが起こるか、慈恵医大青戸病院事件が雄弁に物語っている。説明には手術そのものと同じぐらいの注意深さが要求される。これをわが国の医師はまだ十分に理解していない。特に大学病院での説明には問題がある。

徹底した教育で、あるべきインフォームド・コンセントのコンセプトを変更させる必要がある。比較的年齢の高い教授職にある医師が、もっとも、教育を必要としている。大学病院では、規則や運営上の取り決めによる強い締め付けが必要であろう。自分で患者に直接説明している証拠がなければ、教授でも術者にさせないような、手術室の運用規則の導入も考えるべきである。コンセプトを変えさせ、それを、制度や規則でがんじがらめにして実現を図る必要がある。

セカンド・オピニオン

納得できない、あるいは、決断できない患者には他の医師の意見（セカンド・オピニオン）を聞くことが勧められる。他の病院を受診しても、必ずしも十分な情報は得られないかもしれないが、医師の意見を相対化できるというメリットがある。一人の医師の説明だけだと、考えるというより、一つの説明が頭の中をぐるぐる回りするだけになる。複数の説明があると、比較検討できるようになる。それだけで、落ち着いて考えられる。

私も外来でセカンド・オピニオンを求められることが多い。診断については意見が異なることは少ないが、治療法についての説明は不十分なことがしばしばある。とくに、他の治療法の選択肢を十分に説明している病院は少ない。手術はかなり危険なことなので、大きな手術をする際には、セカンド・オピニオンを聞くことを勧める。セカンド・オピニオンのための紹介状を書いてもらうことを要求することで、診療してもらっている医師との関係が悪くなるようなことは、現在の医療情勢の中ではめったにないはずである。機嫌を損ねるような医師ならば、それだけで病院を変えるべき十分な理由になる。

同意書

診療行為を正当化するための手続きは、この二十五年間大きく変化し続けている。変化を端的に示しているのが、手術同意書である。二十から二十五年ほど前まで、わが国で使用されていた手術同意書には以下のような文言がしばしば見受けられた。

「手術を受けるにあたり、いかなる結果になろうとも、一切、異議を申し立てません。」

こうした文言は二十五年前にはすでに問題があるとされて、以後、完全に消滅した。その後も同意書は社会の変化にしたがって、内容、形式が変化してきている。虎の門病院泌尿器科では二〇〇三年一月、新しい同意書（資料2）を作成した。この同意書は「説明と同意についての原則」「説明」「同意」の三つのパートに分かれている。二枚重ねで、記載が複写できるようになっており、一部は病院保管用で一部は患者保管用になっている。

冒頭に「説明と同意についての原則」なる文章を掲げた。この文章は半年ほどかけて練りに練った。医療の基本的性格と、合意するにあたって患者自身が決断しなければならないことを、認識させるためである。さらに、医療に対する基本的な誤解に基づく、不毛な紛争を防ぐためである。全体としてまじめな印象を持ってもらうべく、文体を整えた。責任逃れをしているとの印象を与えることをできるだけ避けるよう心掛けた。

説明内容として①病名、②診療行為名称、③必要理由、④方法の概略、⑤合併症・実施後の身体障害の程度、⑥別の手段、⑦実施しない場合の予後、⑧一般的な術後経過があげられている。手術説明文書は、手術の種類毎に別に用意している。説明内容は項目毎に記載している。まれな疾患や、特殊な状況の患者には、その都度、説明文書を作成している。

同意書の宛名は泌尿器科部長である私にした。決して説明した医師の個人プレーではなく、私が、管理者としてかかわっていることを示すためである。私は、泌尿器科で実施される年間七百五十件ほどの手術について、全例、術前カンファレンスで手術適応、全身状態をチェックしている。緊急手術もすべて把握している。なぜ、院長宛てになっていないのか患者から質問されたことがある。

院長は、部長の勤務状況を管理しているのであり、各科の個々の手術内容まで直接責任を持てないためである。

実は、二〇〇三年一月まで、虎の門病院で使用していた各科共通の同意書は、かなりずさんなものであった。同年一月、右記同意書を作成して、これを病院全体で採用するよう提案した。医療記録委員会で議論されたが、それまでの同意書とギャップがあり過ぎたためか、強い反対を受け、採用されなかった。私の提案をきっかけに、顧問弁護士があらたに同意書を作成し、これが病院共通の同意書として承認された。同時に、将来、私が作成した同意書の方向に進むであろうと病院首脳の一人が判断し、私が作成した同意書も使用を許された。

虎の門病院泌尿器科では手術の説明終了後、同意書の「説明と同意についての原則」の文章を読み上げている。いつも読んでいるので、虎の門病院の泌尿器科医は全員この文章を暗記している。あらたまった態度でゆっくりと正確に読み上げている。儀式を意識している。医療は本質的に不確実であり、危険を伴うこと、不確実性は人間の生命の複雑性と有限性、および、多様性に由来するものであり、消滅させることはできないこと、過失による身体障害があれば病院側に賠償責任が生じること、過失を伴わない合併症・偶発症には賠償責任が生じないことを述べ、危険があることを承知した上で署名することを求めている。納得できない場合には他の医師の意見（セカンド・オピニオン）を聞くことを勧めている。

儀式は人間の重要な行動や、節目を際立たせる。儀式としての朗読の狙いは患者本人が決断の主体であることを意識させることにある。提示された選択肢の中から、最終的に一つの方法を選択したこと、危険があることを承知したこと、他の病院でなく虎の門病院を選択したことを明確に意識し、記憶に刻み付けさせることにある。これにより、意思決定者としての責任が明確になる。

同意書についてのアンケート

現在使用している同意書はかなり実験的な形式である。医療は患者がいなければ成立しない。同意書も医師の考えだけで押し進めても、患者に受け入れられないと実際には使えない。そこで、二〇〇三年一月以後、同年七月にかけて、開腹手術を実施した患者七十七名に同意書についてアンケート調査をした。回答は無記名とした。七十七名中六十二名から返答を得た。

以下、質問とそれに対する回答をパーセントで示す。また具体的意見も記載した。好意的意見が多数だった。好意的意見の一部は省略し、我々に厳しい意見を中心に記載した。

[1] 医師の手術・検査・治療法等に対する説明を

① 大変良く理解できた　六三%

②　だいたい理解できた　三七％
③　あまり理解できなかった　〇％
④　全く理解できなかった　〇％

[2]　上記質問[1]で③と④を選択した方のみお答え下さい
なぜ理解できませんでしたか（あてはまるものはすべて選択して下さい）
①　専門用語が多すぎる
②　説明を簡略化しすぎる
③　説明の時間が少なすぎる
④　同意をせかしすぎる
⑤　その他（ご自由にお書き下さい）

[3]　手術・検査・治療法等に対する説明内容について
①　十分である　九五％
②　内容（項目）が多すぎる　二％：病名
（どの内容でしょうか　下記から選択して下さい）

(1)病名　(2)診療行為名称　(3)必要理由　(4)方法の概略　(5)合併症、実施後の身体障害の程度　(6)別の手段　(7)実施しない場合の予後　(8)一般的な術後経過　(9)その他

③　内容（項目）が少なすぎる（具体的にお書き下さい）　二％

④　その他（自由にお書き下さい）　〇％

【意見】

・合併症の重大性の重み付けがほしい。
・実施後身体的苦痛がどの程度かもっと知りたかった。
・起こりうる合併症、偶発症、危険の度合いとその対処方法をもっと詳しく説明してほしい。
・合併症の説明はもっともだが、手術を前にした患者の不安をいたずらにあおる。（同意見複数）
・図解説明がもっとほしい。

［4］　同意したことについて

①　十分理解・承認したうえで同意した　八四％

②　十分ではないが理解・承認したうえで同意した　一五％

③　同意せざるを得なかった（なぜでしょうか　ご自由にお書き下さい）　二％

④ その他（ご自由にお書き下さい）　〇％

【意見】

・患者の立場では「しかたない」という気持ちが強い。

・入院前が望ましい。（同意見複数）

[5] 当科では原則として患者様本人にご説明し、同意の署名をいただいておりますが

① 患者本人のみでよい　一三％

② 患者本人と必要であれば家族でよい　六六％

③ 患者本人と必ず家族も要す　一八％

④ 家族のみでよい（なぜでしょうか　ご自由にお書き下さい）　〇％

⑤ その他（ご自由にお書き下さい）　三％

【意見】

・病気の種類や患者・家族の情況により一概に決められないように思う。（同意見多数）

・本人がしっかりしていれば本人への説明で十分だが痴呆がある場合、本人に加えて家族への説明も必要。

［6］「説明と同意についての原則」の文章を同意書に載せました　この「原則」について

① 大変常識的な内容である　六九％

② 常識的な内容・表現であるが、医師から説明してもらう必要がある　二一％

（特にどの部分でしょうか　お書き下さい）

③ 医師の保身のための内容・表現である　二％

④ 患者をないがしろにする内容・表現である　○％

⑤ その他（ご意見がございましたら自由にお書き下さい）　五％

【意見】

・「侵襲」の意味がよく分からなかった。（同意見多数）

・偶発症や、合併症で、術後、死亡する確率を具体的に示してほしい。（同意見複数）

・手術前の患者には不確実性について説明は重苦しく、圧倒される印象があった。病気が良くなる可能性を強調した上で不確実性を述べる論理展開が望ましい。

・「過失」についての線引きがないので結局は保身のための文章という印象が強い。

・活字で全体が黒々としており、それだけで普通人は理解を最初からあきらめるのでは？

・原則は患者、法曹界を含む医師会 and/or 学会の統一原則＋各病院の特徴＋各科の特徴があればベスト。

・無過失に伴う賠償責任の回避について何らかの法的根拠があれば付記すべき。
・セカンド・オピニオンを聞く時間的な余裕がなかった。
・セカンド・オピニオンを聞くことで不利益が生じないことを明記してほしい。
・インフォームド・コンセントとか情報開示とか、世の中がきびしく難しい時代になってきているので、その分、書類書きや説明のための時間とか医者も大変なのだという感想をこの入院でつくづく思いました。
・世の中には千差万別の人間がいる。責任のあり方を文章化しておくことは大切だと思います。

アンケート結果へのコメント

当科での手術説明に対して、「よく理解できた」が六三%、おおむね理解できた」が三七%であり、患者にはよく理解してもらったと判断した。

説明内容では、偶発症や合併症について、頻度、対処方法を含めてもっと詳しく知りたいとの意見がある一方で、合併症の説明が手術を前にした患者の不安をいたずらにあおるといった意見もあった。

手術は基本的に危険なことであり、しかも、手術を受けるのに慣れ親しんでいる患者はいない。

患者の自己決定権を尊重するとすれば、詳しく説明せざるをえない。他の方法や手術を受けない選択も、十分に考慮しなければならないからである。手術のような経験をするのに不安を伴わない方が不自然である。

昨今のマスコミで「心のケア」なる言葉が一人歩きしているが、専門家のケアで不安が解消されるとすれば、その方がかえって有害かもしれない。死が不可避である以上、不安は人間が生きていく上で根源的に伴うものである。優しく親切にすることは医療者として当然のことであるが、人間の根源的不安や深いところでの感情は、泌尿器科医を含めて外科医がどうこうできるものではない。また、安直に立ち入ることも適切とは思っていない。

同意について、入院前にしてほしいとの意見が複数あった。セカンド・オピニオン等を考えると当然入院前が望ましい。実際に簡単な手術や前立腺生検では外来で説明をして、説明文書、同意書を患者に渡し、入院時に署名した同意書を持ってきてもらうようにしている。前立腺全摘除術では、外来で各種説明文書を読んでもらった上で、何度か相談して治療方法を決定している。

セカンド・オピニオンを求めて他の病院を受診することも少なくない。根治的腎摘除術では開腹手術と腹腔鏡手術の成績の比較表を外来で渡して説明し、外来段階で手術方法をある程度決定している。こうした相談を経た後、入院後、最終的説明を行っている。前立腺全摘除術や根治的腎摘除術では最終説明に一時間近くかかる。膀胱全摘除術では説明にもっと時間を要している。

説明に時間がかかり過ぎることが、外来ですべてを説明できない最大の理由である。わが国では、大きな病気でなくても、自分の意思で大病院にいつでも受診できる。このため外来が込みあう。この状況では外来診療で一人に長時間かけることはできない。

不確定要素があるときも、外来でくわしいことを説明できない。医師がある疾患を疑った段階で、患者はその疾患の説明を詳しく求め、さらに、その後のスケジュールまで聞いてくる。しかも、仮定しての話をしても、それが確定的なこととして受け取ってしまい、その後の経過と説明の間に齟齬が生じると、病院にクレームをいってくることになる。医師側も早めに説明したいのであるが、仮定段階での詳しい説明、特に口頭での説明は行き違いの原因となる。行き違いは患者にとっても幸せなことではないが、医師はその誤解を解くために、多大な労力を払わなければならない。非難される中でのこうした作業は医師を精神的に痛めつけることになる。

今回のアンケートで最も重要な部分は、「説明と同意についての原則」を患者が受け入れてくれたかどうかである。「大変常識的な内容である」が六九%、「常識的な内容・表現であるが、医師から説明してもらう必要がある」が二一%で、合計九〇%の方には受け入れていただいた。

しかし、二%と少数ではあるが「医師の保身のための内容・表現である」とする回答があった。「『過失』についての線引きがないので結局は保身のための文章という印象が強い」との意見もあった。また、真意はよく分からないが、「無過失に伴う賠償責任の回避について何らかの法的根拠があれば付記すべき」との意見があった。

一部の患者は、医療に対し過大な期待をもち、少しでも自分の期待にそぐわないことが起こると、しばしば病院に理不尽なクレームを持ち込む。病院はこうした患者を腫れ物を触るように丁重に扱っている。なぜなら、マスコミや一部の法律家にもこうしたクレームに同調する人間がいるからである。また、患者側はいかなる非礼も許されるが、病院側は対応にわずかの瑕疵があっても、その部分のみ取り上げられて、一斉攻撃されることがあるからである。騒ぎが大きくなるとさらに対応に手間ひまがかかる。

大病院の医事紛争を担当している職員は、毎日、こうした患者への対応に当たっている。クレームを持ち込む患者、あるいは、その家族もこれは決して幸せなことではない。医療の限界を知ってもらい、こうした不毛な紛争を未然に防止することが、この同意書を作成した最大の理由である。したがって、右記二％が存在するからこそ、この同意書が必要になるのである。

無過失に伴う賠償責任の回避について、法的根拠を付記せよとの意見があった。言葉の意味からしても、罪や過失がなければ償いは生じない。私は、無過失ならば賠償責任が生じないのは、法律以前の社会常識であると思っている。無過失で補償を求められるとすれば、川で溺れて死亡したとき、飛び込んで助けようとした人間は、助けられなかったことを理由に、家族から賠償を請求されることになる。これは社会の公序良俗に反する。無過失でも賠償責任が生じるのならば、それこそ、法的根拠が必要である。もし、こうした法律ができるとすれば、必然的に医師に診療を断る権利を与えざるをえなくなる。過失を伴わない身体障害に対する賠償を求める意見の背景には、生命は永遠であり、医療に危険が伴ってはならず、医師は一〇〇％の安全を保証すべきとの考えがあるように思う。さらに、医療の経済的制約に関係なく、言い換えれば、患者あるいは社会が、医療に対し、どの程度費用負担をしたかに関係なく、医療にはすべてを要求でき、病気になったことまで含めて、すべては医療側の責任であるがごとき考えがあるように思える。

術前に説明されて承諾している避けえない合併症に対し、平然と賠償を要求する患者も存在する。私には、個人として自立していない我が儘放題の子供のようにみえるがいかがだろうか。もし、過失を伴わない身体障害に対してまで、医療側に賠償責任を負わせるのならば、侵襲を伴う医療行為は実施不可能になり、医療は崩壊する。医療制度は神からの贈り物ではない。人類が営々として築いてきた財産である。その維持管理には個々の患者にも相応の責任がある。

先にも述べたが、わが国では先進国で最も安価な入院医療サービスが提供されている。このため、病院はギリギリの経済的条件で運営されている。諸外国に比べて、入院診療に人手がかけられていない。医療従事者の献身的重労働で支えられているのである。それでも日本の乳児死亡率は世界最低であり、平均寿命は世界最高である。合衆国の医療を礼讃する評論家がいるが、合衆国の医療費が対国民総生産比で先進国の中で最高であるにもかかわらず、合衆国の乳児死亡率が先進国の中で最悪であることを認識すべきである。わが国の医療制度は効率的に機能している。現在の医療をめぐる混乱はこれを壊す可能性がある。

生きていくにはリスクを伴う。過失を伴わない身体障害は、現在のわが国の社会制度では、自分で金を支払って、疾病保険、あるいは、生命保険で対処すべき問題である。保険会社は危険を具体的数字として計算して、損失がでないような商品設計をする。手術前に保険に入ろうとすると、病状や手術内容にもよるが、望む保障金額に対し、かなり高額な支払いが要求されると思う。

過失の有無を問わず、医療事故も合併症もすべて誰かが補償すべきであり、それを病院が担うべきであるとの考えがあるかもしれない。実際にこうした主張をする法律家もいないではない。もし、これを医療側に求めるとすれば、医療費の算定方法が根本的に変化する。病院が生命保険会社の機能をもつことになる。となれば、個々の医療機関が医療費を設定することを認めざるを得なくなるし、医療費が今よりはるかに高額になる。

あるいは、これを国に求める考え方もあるかもしれないが、大きな政府が必要になる。現在の政治状況では、こうした考え方が議会の主流を占めるとは思えない。いずれにせよ、医療の不確実性や人間の死を前提にしない補償制度が、財政的に可能であるとは思わない。制度ができたとしても、補償額は極めてわずかにしかなり得ない。

人類の歴史は、人間の死を前提条件として積み重ねられてきた。確かに、家族の死は悲しみをもたらす。しかし、家族の死の悲しみは特別なものではない。歴史的に無数の悲しみが繰り返されてきた。歴史の流れからみれば日常である。個人の悲しみは時が解決する。死がない世界を考えてみてほしい。悲しみは死があってのことである。死がないとしたら逆に死を望むようになるのではなかろうか。私は、死をあってはならないとする社会思想は健全ではないと思っている。医療における死には医療側に責任を問われるべきものも確かに存在するが、死をあってはならないこととして全面否定することは正しくない。

かつて、患者の多くは自分の死が不可避であることを受け入れられない、あるいは、精神的に自立していない、とみなされてきた。保護者的配慮のために、病状の厳密な説明が避けられてきた。こうした態度は、一九七〇年前後より、合衆国では、ヒポクラテス流のパターナリズムとして非難を浴びるようになった。

ヒポクラテスは、古代ギリシアの医師で医聖とたたえられた人物である。当時の医師の倫理を示した「ヒポクラテスの誓い」で有名である。パターナリズムとは権威的父性主義とでも訳すべきものだが、実際には「ヒポクラテスの誓い」にパターナリズムをにおわせるような記載はない。「ヒポクラテスの誓い」には以下のことしか書かれていない。

(1)　自分に医学を教えた師を敬う。必要が生じれば師を援助する。

(2) 自分の師の子孫、自分の息子、約束と誓いで結ばれた弟子のみに医学を教え、それ以外のものには教えない。
(3) 自分の能力と判断の限り、患者に利益する養生法をとる。
(4) 婦人を流産に導く道具を与えない。
(5) 結石をきりだすような外科手術は実施しない。
(6) 自由人、奴隷の差別をせずに診療する。
(7) 患者の秘密を守る。

患者の意思を尊重することが記載されていなかったために、非難の的になったのかもしれないが、医師が家父長的立場で患者を導くなどと読める部分はどこにもない。医師が世襲の閉鎖的職業集団だったこと、堕胎や外科手術など危険な医療を遠ざけていたことしか目を惹くものはない。当時の人間なら誰もが知っているような、穏やかな医療のみ実施していたのではないかと想像する。

わが国では、まれではあるが、いまだに、精神的にしっかりしている患者に対してでも、癌があることを率直に説明すると、家族が血相を変えて苦情を言ってくることがある。慈恵医大青戸病院事件は、医師に保護者的配慮を求める気風が残っている地域での事件である。一切の不安を抱かせず、手術の同意を得ることは不可能である。患者にとって辛い情報を伏せて、現実に直面させないままに、医師の責任で治療方法を決定することを医師に求めることは、もはや、不可能である。説明不足で医師を糾弾する以上、患者は説明に耳を傾けなければならず、自分で治療方法を決定する責任がある。

幸いアンケートに以下のような意見もみられた。

「インフォームド・コンセントとか情報開示とか、世の中がきびしく難しい時代になってきているので、その分、書類書きや説明のための時間とか医者も大変なのだという感想をこの入院でつくづく思いました。」

「世の中には千差万別の人間がいる。責任のあり方を文章化しておくことは大切だと思います。」

実際の説明の場面でも、同情されることが少なくない。一部の患者は今の医師のおかれているつらい状況を理解している。

実は、この前文の作成過程で多数の人間の意見を聞いた。看護師には大好評だった。泌尿器科の医師にも安心できると好評だった。泌尿器科の医師に自宅に持ってかえってもらい、配偶者にも読んでもらったが、異論はでなかった。ある医師は、「今までこんなこともやってなかったの?」と妻に言われた。

インフォームド・コンセントの労力のコストを評価することを試みていた医療経済学者は明確な意見を述べなかった。そのかわり、彼の小児科医である妻が否定的な意見だったと手紙で伝えてきた。当院の医療記録委員会での議論では一部の内科医が反対した。しかし、最近、この同意書が院内で知られるようになり、手術によっては、この同意書が他の科でも使われるようになってきた。今回のアンケートの結果も合わせ考えると、内科系医師の一部を例外として、一般人や患者を含めて社会のほとんどの人間には、おおむね受け入れられていると思われた。

この同意書に反対したある内科系医師と議論したことがある。彼は「患者に任せても適切に判断できるわけがない。医師が指導すべきである。他の病院でセカンド・オピニオンを聞いても、正しい意見が得られるわけではない。他の病院の医師の意見に任せることは無責任である」と主張した。パターナリズムは、自分の意見を絶対正しいとする自己至上主義と密接につながっていること、パターナリズムは、医療界のそこここに、原形を留めたまま生き残っていることを思い知った。

二〇〇三年十月、日本泌尿器科学会東部総会が青森で開催された。このアンケート結果をポスターセッションで発表した。ポスターの前に同意書を自由に持っていけるように二百部ほどおいておいた。この学会が、慈恵医大青戸病院事件の医師の逮捕後間もない時に開催されたこともあり、同意書はあっという間になくなった。私には、泌尿器科医の多くが、刑事被告人とされることを、他人事ではないと感じているように思えた。

外来診療費と入院診療費

医療の安全を阻害したり、患者の満足度を低くする要因として、諸外国に比べて、入院診療費が小さいため、人手がかけられないことがある。『月刊保団連』臨時増刊号、七七〇号「医療保健と診療報酬」によると、わが国の入院病床百床あたりの医師の配置は合衆国の五分の一、ドイツの三分の一であり、看護師の配置は合衆国の五分の一、ドイツの二分の一である（元のデータは厚生省健康政策局作成）。これで同じ入院診療サービスを期待するのは無理がある。

先に述べたように、対国民総生産比でみると、日本の外来診療費は先進国で最高であるにもかかわらず、入院診療費は最低である。私は、勤務医が団体として政治的に無責任だったことが、こうなった主たる原因だと考えている。

日本医師会は本来わが国の医師を代表する団体とされているが、実際には開業医の利益代表として政治活動をしてきた。入院診療費と外来診療費の配分がいびつになった具体的経緯を私は知らない。しかし、外来診療費と入院診療費のいびつな配分が、長年にわたる日本医師会の政治活動の成果とみなされるのは避けようがない。議会制民主主義では各種利益団体のせめぎ合いで政策が決定される。日本医師会は開業医の代表として忠実にその役割を果たした。自らの利益のために政治活動をすることは、議会制民主主義の基本であり、悪いことではない。しかし、勤務医は、時間的余裕がないこともあり、こうした政治活動を一切してこなかった。勤務医が議会制民主主義の下で当然行うべき政治的せめぎ合いに参加しなかったことが、事態をややこしくした。勤務医側が必要以上に押し込まれたのである。これは日本医師会に責任があることではなく、勤務医が政治的に無責任だっただけである。

現在の入院診療費と外来診療費のいびつな配分は、日本医師会の活動が勤務医の利益と相反していたことを示している。これは、日本医師会の今後に重くのしかかる。そうではないと主張する日本医師会幹部がいるかもしれないが、日本医師会の幹部が、このいびつな配分をただすべく政治力を発揮することは考えられない。勤務医をいくら説得しても、日本医師会が勤務医の利益も代弁してきたと勤務医に思わせることは不可能であろう。

現在、日本医師会の政治力は徐々に落ちてきている。昭和三十年代まではわが国の医療は開業医によって支えられてきた。その後の医療の進歩のために、開業医が個人で行える医療がどんどん狭まり、医療の主たる担い手が開業医から勤務医に移行してきた。合衆国では、開業医も患者を病院に入院させ、主治医となる。専門家としての責任を負い、入院診療に対応できる能力をもっている。

わが国でも、本格的医療を実施している開業医もいるが、あくまで例外的存在でしかない。開業して十年以上も経つと、日常的に本格的医療に携わっていないこともあり、医療の進歩に遅れがちになる。医師会の生涯教育講座で勉強しても、別世界のことである。第一線の医師が、病院内のカンファレンス、あるいは、学会で使用している言葉や論理をそのまま使うと、同じ診療科でもベテラン開業医には言葉が通じにくいことがある。ベテラン開業医が勉強不足だということではない。日常業務が全く別のものであるというだけのことである。

本書では日本の医療の危機を扱っているが、危機に瀕している医療は病院での医療であり、これに開業医はほとんどかかわっていない。開業医がかかわっているのは、激しい紛争のおきにくい医療、言い換えれば、国民にとって比較的重要度の低い医療である。しかも、日本医師会の政治活動は、国民にとって重要度が大きい入院診療にかかる費用を、相対的に低く抑えることにつながってきたように見えてしまう。私は日本医師会の幹部に同情する。政治団体が構成員の利益のために活動することは、当然のことである。しかし、現在の状況は、従来の政治活動を続けることを困難にしている。開業医の社会に対する貢献は相対的に小さいものになり続けている。勤務医は利益代表が存在しないために、激しい労働と小さい経済的見返りに甘んじている。勤務医との対比で、どうしても、日本医師会の主張は身勝手だと思われがちである。政治的に成功すればするほど、社会から疎まれる。

リスクマネジメント

わが国では、入院診療に、他の先進国より小さい費用しかかけられていない。これは医療の安全を阻害する要因となる。それでも、患者の安全は医療での最重要課題である。さらに、事故が発生したときの処理には、多大な労力と、しばしば、多額の出費を要する。事故の処理を誤ると病院の信用は一挙に失われ、経営危機に陥る。このため、各病院で組織的に医療の安全を高めるための活動が行われている。これがリスクマネジメントである。

厚生労働省は各病院に、医療安全のための委員会の設置、医療安全管理者をおくことを求めている。虎の門病院ではこの委員会は「医療安全推進委員会」とよばれている。病院によっては、「事故防止委員会」、あるいは、「医療の質向上委員会」というような名称も使われている。各部門、各科にリスクマネジャーと呼ばれる医療安全担当者がおかれ、各科横断的に事故防止が議論され、対策が実施されるようになってきている。

一般的に、事故を起こしたり、起こしそうになった人間を厳しく糾弾するという手法はとられない。人間はミスを冒すものであるということを前提にして対策が講じられる。麻酔器に笑気と酸素を間違えて接続しようとしても、形状が異なるため接続できない。ちょっとした思い違いで命が失われるような事態には、人間が過ちをおかすことを前提に医療機器を設計することで避けられるものもある。多くの病院で、抗癌剤の注射薬は入力ミスを防ぐために、各科別にあらかじめ治療法を登録して、チェックを受けた投薬方法しかコンピューターが受け付けないようになりつつある。

重大な間違いを犯しそうになったり、間違いがあったが、運よく患者には被害が発生しなかったような事象は、ヒヤリとしたり、はっとすることから「ヒヤリハット」事象、あるいは、インシデントとよばれ、各病院で医療従事者に任意での報告を求めている。医療安全管理者、医療安全のための委員会がこれを分析し、潜在的医療事故を防ぐために、各部署とともに対策を考える。インシデントとそれに対する対策はリスクマネジャー会議で報告され、各リスクマネジャーは自分の部署でその実施を指揮する。

実際に患者に身体的被害が生じた場合は過失の有無を問わずオカレンスとよばれる。虎の門病院では二十四項目をオカレンス報告事項として定義し、各部署に報告を義務付けている。以下に二十四項目の内の最初の二項目を例示した。

(1) 予期せぬ術中、周術期、処置中の死亡、心停止、呼吸停止、心筋梗塞、脳血管障害、肺梗塞

(2) 予定外の再手術で、同一入院中あるいは退院後七日以内に起きたもの

オカレンス報告を受けて、調査委員会が事故発生当初から、事実の把握、事後処理、再発予防にかかわることになる。当事者、重要な関係者を招集して議論している。患者への誠意ある対応に加えて、なぜ起きたのか、防ぐためにはどうすれば良いのかが主たるテーマとなる。多くの事故は複合的に発生する。最終的に事故現場にかかわった医師や看護師に、責任を押し付けて処罰することは適切ではない。もし、調査委員会が個人的責任追求の場になるならば、事故を隠蔽する動機を強めることになり、結果的に患者の安全にマイナスに働く。オカレンス報告の義務化は、言い換えれば、オカレンスを各科で独自に処理することを事実上禁じることである。事故を隠さずに、院内で議論することで、事故処理が適切になり、病院として一貫性が持てる。議論することで、安全に対する教育効果が期待できる。

安全対策は、処方、与薬、医療機器の管理運用、患者確認などあらゆる方向から検討される。手法もほぼ出揃っている。例えば、薬剤投与では対象患者、投与量、投与経路、投与順序、投与後の観察などの各段階で、コンピューター、医師、看護師、患者などによる、複数の独立したチェックで安全の向上が図られる。こうした手法は、用語に英語が使用されていることからも分かるように、合衆国で発達したものである。

リスクマネジメントは、当初、病院経営上の危機管理から始まったが、その後、医療事故防止が中心的課題になり、最近では、医療の質の保証まで含めた大きな概念として捉えられるようになっている。わが国では、医療の質については、各診療科、あるいは、各個人にまかされて、病院は関与してこなかった。今後、病院が各診療科の診療の質に関与していくことが多くなろう。二〇〇〇年頃より、わが国でもリスクマネジメントの考え方が急速に広まり、今や、本屋には医療安全対策本が山積みされるようになった。

二冊の本を対比する。『リスクマネジメント読本』（医学書院）は『看護管理』という雑誌の別冊として編集されたものである。看護師主体で作られた本である。非常に実践的であり、豊富な事例が提出されている。

公立豊岡病院では現場点検で医療事故の危険性のある事項を洗い出している。例えば、吸入薬、消毒薬、経鼻吸入薬を注射器で吸引すると、間違えて、注射する可能性がでてくる。そこで、注射として使用しない場合には注射器として使用できない器具で吸引するよう改めた。

また、一万一千件のヒヤリハット事例を分析した川村治子氏の研究が紹介されている。例えば、注射に関するヒヤリハット事例では、彼女は、注射業務を以下の六過程に分類する。

(1)　医師の指示

(2)　看護師による指示受け→（薬剤の手配）→注射準備者への申し送り

(3)　看護師による注射準備

(4)　看護師（時に医師）による実施
(5)　患者
(6)　看護師による実施後の観察およびその他管理

さらに注射業務でのエラーを以下の六種類に分類する。

(1)　対象（患者）に関するエラー
(2)　薬剤名に関するエラー
(3)　薬剤量に関するエラー
(4)　投与方法、日時、順番に関するエラー
(5)　投与速度に関するエラー
(6)　その他のエラー

各段階での各エラー、すなわち、6×6＝36通りのエラーの頻度、原因の分析がなされている。この本は現場での経験に裏打ちされており、非常に有用である。ただし、看護師からみた安全が主として扱われており、医師の活動への言及は少ない。

比較の対象は、国立大学医学部附属病院長会議が作成した『医療事故防止のための安全管理体制の確立に向けて［提言］事故を未然に防ぐ方策から事故後の対応策のガイドライン』（日総研）である。非常に体系だった模範解答のような冊子である。章立ては医療事故防止のための基本的考え方、からはじまり、安全管理のための体制整備、医療そのものの改善を通じた安全性の向上、事故発生時の対応、と完璧なまとめ方である。

しかし、この冊子には『リスクマネジメント読本』にみられた具体性はみられず、切迫した危機意識はない。参考文献の半数は英語文献であり、日本語の文献の多くは官庁が発行したものである。監督官庁の圧力でガイドラインをまとめることになったこと、実体は翻訳主体の作業に終始したとの印象が強い。わが国の大学病院の現場から生まれたものとは思えない内容になっている。ヘルシンキ宣言の英語の名称の、どうでもいいような細かな変遷まで表になっており、この冊子の作成作業が、文献学的作業だったことをうかがわせる。内容に含まれている独自の調査は「国立大学病院における医師の診療体制に関する実態調査結果」のみであり、事故についての調査はない。この調査結果を持ち出した理由は、予算を増やせと主張するためである。医療事故防止のための冊子に、医療事故の調査が含まれず、医療従事者の労働量の調査のみ掲載することを、国立大学病院長は不自然とは考えていないようである。

慈恵医大青戸病院事件ではインフォームド・コンセントが最大の問題であった。国立大学病院長会議の冊子では、インフォームド・コンセントについても教科書的記載にとどまっている。実態の調査もないし、危機意識もうかがえない。私の直接の見聞では、外科系の教授は、自分が執刀する場合でも、患者に直接説明していないことが多かった。手術記録すら自分で書いていなかった。教授が新しい手術に取り組むことを決めると、その教室では、新しい手術の実施を強引に押し進めることになる。患者が別の治療法を選択すると、担当医が叱責されることすらある。その手術以外の選択肢はめったに提示されない。その手術の評価が定まる前の段階でも、過去の安定した手術はめったに実施されなくなる。説明の際に、自分のやりたい医療への誘導が、当然のこととして行われているからである。国立大学病院長が、こうした実態を知らないとは思えない。

第二部で述べたように、医局制度は構造的に倫理上の問題を抱えている。また、医局人事は、過剰応需病院を抱えることと、外部との交流欠如のために、医療水準を低くし、その水準を固定させる原因になっている。医療の質と安全性の向上のためには、医局制度の議論を避けることはできない。それにもかかわらず、国立大学病院長会議の冊子は一切医局制度の問題に触れていない。国立大学病院長会議の提言は、先に引用した柳田博明前名古屋工業大学学長の教授会批判の文言を思い出させる。「制度上の整合性をどうとるかにとどまっていないか。骨抜きの制度設計をしようとしているのでないか。」

行動規範作成と医療のコンセプト

医療の安全にはさまざまな要素がかかわる。わが国の入院診療が経済的に十分に支えられているとはいえない中で、病院はさまざまな努力を積み重ねている。リスクマネジメントも医療の質を高めるための重要な手段であるが、それだけでは十分ではない。医療側の努力の背景に明確な思想がないと生きたものにならない。また、思想を個人の問題にとどめても、医療の安全につながりにくい。思想を成文化して医療倫理のコンセプトを明確にし共有すべきである。

二〇〇三年、虎の門病院では、医療倫理に配慮した医師の行動規範を成文化した。こうしたものがわが国の他の病院にあるのかどうか、私は知らない。虎の門病院でも以前からの計画があったわけではない。偶然が重なって行動規範が作成されることになった。

以下、虎の門病院で行動規範が作成されるに至った経緯を述べる。

きっかけは病院機能評価である。この評価を受けることを院長が二〇〇三年一月に発表し、二〇〇三年、一年間かけて準備がすすめられた。二〇〇四年二月、虎の門病院は病院機能評価機構の審査を受けた。三日間かけて、病院の機能が数百項目にわたり、徹底的に評価された。評価される項目については詳しい解説集がある。評価項目と望ましい回答の方向が我々に与えられている。評価項目は以下の六領域に及ぶ。

第一領域　病院組織の運営と地域における役割
第二領域　患者の権利と安全の確保
第三領域　療養環境と患者サービス
第四領域　診療の質の確保
〈診療体制の確立と各部門の管理〉
〈適切な診療活動の展開〉
第五領域　看護の適切な提供
〈看護体制の確立と組織管理〉
〈適切な看護活動の展開〉
第六領域　病院運営管理の合理性

副院長と内科部長の一人がまとめ役になり、数名が中核になって準備にあたった。私は、第四領域の取りまとめを依頼された。解説集を数回読み直し、評価機構の要求を読み取った。根幹マニュアルを作成し、それに則った形で各種実践マニュアルを整備すること、ならびに、こうしたマニュアルが実践されていることの記録を残すことである。診療の根幹マニュアルをまず作成し、その上で、各種実践マニュアルを作成することにした。病院の理念は以前から存在した。「病院の基本方針」「患者さんの権利」「患者さんへのお願い」を副院長がまとめた。これらは基本姿勢であり、診療での具体的行動について記載されたものではない。診療全般にわたる根幹マニュアルは分担上、私が起草することになった。完成時に、このマニュアルは「医師のための入院診療基本指針　虎の門病院」とよばれることになった。

私はこれをチャンスと考えた。この「医師のための入院診療基本指針　虎の門病院」を、かつての職場で学長に提案した倫理規範を念頭に、作成しようと考えたのである。とりあえず、受け入れられるかどうかを気にせずに、最初の案は妥協のない理想的なものにすると心に決めた。まず、機能評価解説集に合致していなければならない。

幸い、解説集の内容に私の意図と衝突するところはなかった。書いては直すことを繰り返し、草案を書き上げた。これを、私を含む四名の部長で徹底的に討論した。この四名の中では意見の相違はほとんどなかった。指摘は技術的なものにとどまった。この段階でさらに数回書き直した。ここで得られた合意の強さはその後の承認に大きな力となった。看護部門と関連するところが大きかったので、看護部には比較的早い段階で検討してもらった。看護部からも強い賛同が得られた。

「医師のための入院診療基本指針　虎の門病院」をどのようにして最終的な承認を受けるかにつ

いて、取りまとめ役の内科部長と相談した。合意を得るには周到な根回しが必要だと考えた。病院の文書を扱っている規定整備委員会を通さずに、直接、部長会で承認を得ることにした。議論の主導権を手元においておくためである。起草者から離れたところで議論されると意図が伝わらなくなる可能性があった。また、この後、機能評価の準備に当たって、大量の文書が作成されることが予想された。それぞれの委員会で検討してもらうと、時間が足りなくなる可能性があるものや、討議すべき適切な委員会が明確でないようなものもあった。「医師のための入院診療基本指針　虎の門病院」が病院機能評価の準備のために部長会で直接承認をうけた最初のモデルとなった。

とにかく徹底的に議論する覚悟だった。会話で説明することをせずに、基本的に文章で説明した。丁寧な文章だと意見が食い違っても、感情的軋轢が生じにくい。各診療科部長数名ずつに手紙を書いて、「医師のための入院診療基本指針　虎の門病院」の趣旨を説明し意見を聞いた。一部から聞こえてきた異論については、背景となる考え方、目的、作成の基本原則を文章で丁寧に説明し、合意を得た。

病院首脳部には「時機尚早」として反対する意見もあった。反対意見はとりあえずそのままにしておき、賛同者を固めることにした。賛同者が固まったところで、反対者を文章で説得した。私の知らないところでも、複数の医師が承認のために動いてくれた形跡があった。私は、無理やり承認に持ち込もうとは思わなかった。先に書いたように、こうした倫理的規範は、議論する段階が重要である。その気になってもらわなければならない。賛同が得られれば、承認を得た後の周知徹底は楽にできる。

「医師のための入院診療基本指針　虎の門病院」

「医師のための入院診療基本指針　虎の門病院」（資料3）は七十五項目からなる。以下、倫理上、重要な項目について説明するが、以下の解説より、まず、指針そのものを読んでいただきたい。

最初の六項目を原則とした。まず、医師の責任を明記した。ヘルシンキ宣言に倣い、医師の判断は命令や強制でなく、自らの知識と良心に基づくこと、医師の医療における言葉と行動には個人的責任が伴うことを明記した。また、医療は個々の診療行為とこれを正当化するための手続きからなるとして、診療行為のみでは医療は成立しないことを明記した。医療が有害になりうること、医療には限界があることを自覚して謙虚な態度で診療にあたることを求めた。また、いかに注意を払っても医療事故は発生する可能性がある。事故が発生した場合には、責任を回避せずに誠実に対応することを求めた。虚偽や診療録の改竄は明るみにでたとき、医師は決定的ダメージをうける。誠実な対応は自分の安全のためでもある。

第七から第十六項目で診療チームの構成、任務、責任を明確にした。基本的に診療は複数の医師がチームを組んで、議論しながら進めることを原則とした。主治医が主たる責任を持ち、担当医が主治医を補佐する。主治医、担当医は毎日患者を診察しなければならない。部長は管理者回診を行い、当該診療科の全入院患者について診療状況を把握し、指導・助言することが求められている。

第十七から二十項目は緊急時の対応である。部長、主治医、担当医は連絡先を明らかにしておくこと、必要に応じて、いつ何時でも、出勤して診療することが求められている。

第二十一から二十四項目はパラメディカルとの協調を取り上げた。医療従事者はそれぞれの立場で責任を持って、自発的に努力している。協力にあたっては、互いの人格を尊重しつつ、意思の疎通を円滑に行うことを求めた。医師が威張っていると、意思疎通が途絶え、患者の安全を損ねる。

このうち、第二十三項目は実際の医事紛争をうけて作成した。東部地域病院でイレウスの小児を、看護師の再三の要請にもかかわらず、当直の小児科医が診察しなかった。最終的にこの小児は死亡した。こうした事態を防ぐための項目を、具体的に設定するよう副院長から指示があった。そこで、看護師を含むコメディカルからの要請に対し、医師は速やかに診療し、その結果をコメディカルに伝えなければならないと明記した。

第二十五から二十八項目は記録である。記録の原則は責任を明確にすることである。診療録へのあらゆる記載には署名を求めた。手術、検査は担当者が責任を持って記録することを求めた。したがって、手術記録は術者が記載しなければならない。一部の大学のように、手術記録を助手に書かせるような無責任なことは許されない。

第二十九から三十八項目は診療方針の決定と変更を扱った。診療方針決定のプロセスは倫理上大きな意味を持つ。診療方針は合理的議論を通じて決定すべきものであり、特定の医師の恣意や、科学的裏付けのない権威を診療方針決定の根拠としないことを定めた。

この中で、特に、第三十二、三十三、三十四項目では、上司に、診療方針について、命令権がないことを明確にした。すなわち、予定された診療が適切でないと判断した場合、その診療を実施しないことを求めた。実施しないということは、参加もしないということである。カンファレンスで反対であることを表明して、合理的議論で適否を検討することを求めた。これも安全を高めるためである。深刻な意見の対立が合理的議論で解消しない場合には、虎の門病院のすべての医師は個別に調査委員会に調査検討を要請できるようにした。従来、調査委員会は医療事故の調査と対応に当たることを主務としており、このような機能を有していなかった。調査委員会の機能を拡大してもらった。診療に問題があると思っていても、参加すると、参加した個人にそれなりの責任が生じる。その責任は上司が肩代わりすることはできない。

この規定は、独裁的大学教授を抑える武器として使える。さきに見たように、大学にこそ、このような医師の行動規範が必要である。今後、大学病院でも、こうした規範が作成されるようになると予想するが、教授の恣意を抑制する条項が含まれているかどうかは、本気で改革をする気があるかどうかの目安となる。大学の場合、教授の権限が強すぎるので、調査検討を要請した医師を保護するための特別な規定が必要になるかもしれない。

説明と同意については、第四十一から第五十三項目までの十三項目に及ぶ規定を設けた。侵襲を伴う医療行為では、病状に加えて、当該診療が必要な理由、診療の具体的内容、予想される身体障害と合併症、実施しない場合に予想される結果、他の手段とその利害得失、実施後の一般的経過等を説明しなければならない。説明は責任を明確にする意味からも、その診療行為の担当者があたるべきである。重要な説明では、説明文書をあらかじめ渡して、理解の向上を図る。説明直後に同意書への署名を求めることは極力避け、別の場所で家族や知人と十分相談できるよう配慮することにした。同意書に署名を求める場合には、他の医療機関の医師の意見（セカンド・オピニオン）を聞くことが可能であること、その際には必要な資料を提供することも患者に伝えなければならない。経験の少ない医療行為を実施する場合には、その旨患者に説明し、準備状況についても説明すること、また、患者が希望すれば経験の豊富な他の医療機関に紹介することを求めた。虎の門病院で実施していない診療行為でも、他の医療機関で相当程度実施されているものについては説明し、希望があれば適切な医療機関に紹介することを求めた。患者のストレスが大きいことが予想されるときは、看護師と協力して、患者の反応を確認し、ストレスの軽減を図ることを明記した。

右の説明の手順はすでに泌尿器科で実施してきた方法である。長年、どういう手順でどのような内容を説明をすれば正当な手続きになるのかを考えてきた。これら十三項目に記載した方法で説明し、ここに記載した説明内容を文書に残して合意を得れば、診療行為の正当化の手続きに大きな不備が発生することはないと思う。

トラブルが発生したとき、同意文書より、説明内容が問題になることが多い。「医師のための入院診療基本指針　虎の門病院」が承認された後、院内の取り決めで、各科で使用している説明文書の形式を、項目別に説明内容を記載するよう統一した。各科でこの形式で書かれた説明文書を作成し、コンピューターに登録した。こうして説明内容に不備が生じないよう病院として手をうった。

第五十四から五十七項目では患者の自己決定権の限界を記載した。患者が望んだからといって、適切でない医療行為を行えば、医師の責任が問われることになる。若い気の弱い医師が患者や家族に押し切られて、求めに応じて、不適切な医療を実施したり、不適切な医療行為の手助けをしたりする可能性がある。状況によっては医師も大きなトラブルに巻き込まれる。患者と医師、双方の安全のために、この規定を設けた。

第五十八から六十項目で死亡時の対応を記載した。死因が明確でないとき、病理解剖を提案することを求めた。これを怠ったために医師が敗訴した事例がある。異状死体の届け出については、ここ数年大きな問題になってきた。さまざまな問題があるので、問題のありそうな症例については、個々の医師にまかせず、病院側で判断することにした。

第六十一から六十五項目では医療事故を扱った。各種マニュアルを遵守すること、インシデント、オカレンス報告を提出することを求めた。一部、第六項目と重なるが、事故が発生した場合は、状況を正確に把握し、責任を回避せずに、誠実に対応することを強く求めた。

第六十八項目では、各科で扱っている主要な疾患については、治療方針を明文化して統一することを求めた。ただし、倫理上の配慮として、この治療方針は選択肢の一つであり、他の選択肢を提示せずに、これを患者に押し付けることのないよう求めた。

議論の重要性と将来への希望

「医師のための入院診療基本指針　虎の門病院」が承認された後、この内容の説明会を二度開催した。いずれも、百名近い医師が参加してくれた。この指針は患者の安全を守るためにも有用であるが、同時に医師の安全も守るためにも極めて有用である。今や、医師は自分の安全を守るためには、言動に細心の注意を払う必要がある。正義と倫理からの攻撃は情け容赦がない。一時間三十分を超える説明は、周知徹底を図る意味からも、医師が自らを守ることを主たる観点の一つとした。この指針が一切妥協のない内容だったので、過激との印象を持たれたようだった。説明の後、非常に活発な討論が行われた。

さらに、慈恵医大青戸病院事件の後、私はこの本のきっかけになった文章を書いた。これを日本泌尿器科学会、日本EE学会幹部、各政党の国会議員、裁判官、検察官、厚生労働省幹部、マスコミ関係者に読んでもらった。同時に院内でも一部の医師に読んでもらい意見を聞いた。

私の文章を読んだ副院長の指示で、院内で「慈恵医大青戸病院事件について考えたこと」と題する、講演を行った。講演に対する反応や、討論から、慈恵医大青戸病院事件の後、「医師のための入院診療基本指針　虎の門病院」についての虎の門病院の医師の意識が激変していたことが分かった。過激でもなんでもなく、当たり前の行動規範であるとの認識に変化していた。

ここで話の方向を変える。病院機能評価で私は「第四領域　診療の質の確保」を担当した。ここには〈適切な診療活動の展開〉という大きな分野がある。ここは院内のすべての医師、看護師、さらに他のパラメディカルがかかわるので、対応が最もたいへんなところである。審査員が各病棟を訪れて、医師や看護師に質問をする。評価項目が細かく決められており、診療をあらゆる角度から評価される。私は担当者を決めて、各項目への模範解答を作成してもらった。各回答には根拠となる規定やマニュアルを示した。しかし、模範回答だけでは不十分で、模範回答が実際に実行されていることが、診療録に記録されていなければならない。各病棟の診療録をみてあるいたが、恥ずかしながら、けっして褒められるものではなかった。本格的に診療録を改善すべく、診療録ワーキンググループなる組織を立ち上げた。各科に中堅医師と若手医師を指名してもらい、部長を通さずに、医学教育部が、直接、診療録の書き方を徹底指導した。

これがある程度すすんだところで、この診療録ワーキンググループの医師に、病院機能評価を受ける際、各病棟で審査員に答える役割を引き受けてもらうことにした。彼らは忙しい日常業務の上に、二つ目の面倒な役割を押し付けられることになった。説明会の席で、かなり不満がでることを予想していたが、模範回答の書類の厚さとそれまでの準備の大変さをみて、一切、不満はでなかった。さらに、質疑応答の練習会を複数回開いた。

説明会や練習会では、評価項目の性質上、医療活動が全般的に見直されることになった。医師の行動規範を徹底する以上の効果があった。質疑応答が活発だったのも非常によかった。診療録の書き方は、患者への姿勢で全く異なる。こうした訓練で、横断的に組織された中堅、若手の医師の医療に対する意識が変化してきた。彼らが本気になった。数十人の若手医師が真剣に医師としてのあるべき行動を見直すことになった。診療録ワーキンググループのメンバーには、診療録をチェックリストで定期的にチェックしてもらっていたが、二〇〇四年に入った頃には、病院内の診療録は一変した。患者の言葉、反応、苦痛が記録の中に明確に見えるようになってきた。

診療録ワーキンググループのメンバーの一人がいみじくも私に語った。

「ここまで考えないといけないんですね。」

医療に対するコンセプトが変化したことを示す言葉だと解釈した。

病院機能評価機構による審査の頃には、「医師のための入院診療基本指針　虎の門病院」の内容は、医師の意識の中では普通のことになった。審査の直後、病院首脳の一人が「当たり前の内容だけど、作っておいて便利だったね」と言った。私は、完全に市民権を得たと思い、密かに喜んだ。「医師のための入院診療基本指針　虎の門病院」承認過程での議論と合意への道筋、慈恵医大青戸病院事件後の虎の門病院の医師の意識の変化、診療録ワーキンググループの若手医師の変貌、いずれも私にはうれしい体験だった。病院機能評価受査のための準備の過程で、副院長とまとめ役の内科部長の一人は、すばらしい指導力と行動力を示した。私の仕事は二人の仕事の一部を手助けする程度に過ぎなかった。この作業を通じて、私と同じ考えを持つ医師が、決して少なくないことが分かった。過去、大学病院で孤軍奮闘し、絶望的になっていたこともあったが、今回の体験は希望に満ちたものだった。医療に対する明確なコンセプトを掲げて、議論を惜しまなければ、わが国の医療は大きく変わる可能性があることが確信できた。

今後の課題

かつての職場の学長に提案した改革案に、外部からの医療監視があった。提案はしたが、全く、具体的なイメージは持っていなかった。外部からの医療監視ですべての医療をチェックできるとは思わなかった。思想運動としての意味が大きいと当時より考えていた。重要なことは、常に第三者の目を意識することである。常に何が正しいか考え、自分の行動を説明できるように緊張感を保つことである。

多分、この緊張感はいずれ自己から他者にも向かう。医療をさらによくするには、相互批判が活発に行われる必要がある。その場合に問題になるのは、批判を受け入れることができるかどうかである。日本人は他人を批判しない。逆に、批判されることを嫌う。他人からの批判をいやがらずに、前向きに受け止めて、その後の人間関係を壊さないようにするのは容易なことではない。意識して自分を訓練して修得する必要がある。

合衆国では外に洗濯物を干していると苦情がくる。庭の芝生を伸ばし放題にすると、道行く人に注意される。洗濯物はどうでもよいことのように思うが、医療の安全は重要である。清教徒的おせっかいもときには必要である。医療の世界では、心理的抵抗を押さえてでも、相互批判を円滑に、かつ、活発にしていく必要がある。これができるようになれば、病院の診療の質はさらに高くなる。これが今後の課題だと思っている。

まずは思想である。以下の文言をスローガンとして高く掲げることからはじめるべきである。

「医師にとって、最も重要な能力は自分への批判をおだやかに検討し、これを向上の機会にすることである。」

かつて、他の病院の医師の意見を聞くために、担当医に資料の提供を求めることは患者にとって容易なことではなかった。その後、「セカンド・オピニオン」という言葉の普及で社会の思想が変化した。社会の思想が変わると、医師もそれに従わざるを得なくなった。いまや、「セカンド・オピニオン」は日常的風景になった。

医師は頭でっかちであり、思想に弱い。右のスローガンが世の中の常識になれば、日本の医療は大進化をとげるに違いない。これを魅力的な短いフレーズに凝縮して、そのフレーズを意味内容とともに社会に普及させることができれば、医療は強力な安全装置を持つことになる。

私は、「批判受容力」を今後の医療水準向上のキャッチフレーズとして提案する。心理学者には「批判受容力」を高めるためのトレーニング方法を考えてもらいたい。「批判受容力」をテーマにした医療安全に関する講演がさかんに開かれるようになることを望む。「批判受容力」を生かすための制度が考案されることを望む。病院内のそこかしこに「批判受容力」のポスターを貼ってもらいたい。若い医師には上司の「批判受容力」欠如を哀れみをもって揶揄することを勧める。受験雑誌にも、医師になる上でもっとも重要な資質は「批判受容力」であると書いて欲しい。あらゆる場所で「批判受容力」という言葉を使ってほしい。「批判受容力」が医療水準向上に不可欠であることを、誰もが知っている状況が到来することを切に願う。

結　論

今、日本の医療は岐路にある。慈恵医大青戸病院事件には、日本の医療の抱える問題の多くがかかわっており、日本の医療全体を根本的に考え直すきっかけになる。

大きな具体的課題が三つある。

一つは大学である。いままでタブーとして議論されてこなかった大学、医局、医師の人事制度の問題を徹底的に議論しなければならない。現在の医局講座制では、構造的に医療水準を高くできない。

二つ目は医療倫理である。倫理を各個人の心の中の問題として考えるのでなく、病院で組織だって合意を形成する必要がある。具体的には成文化された行動規範を作成し、これを徹底的に教育すべきである。さらに、病院内の制度や運営上の取り決めで、この実践を保証すべきである。

三つ目は常設の医療事故調査機関の設立である。警察が刑法を武器に医療を取り締まるのは無理がある。弊害も大きい。システムとしての医療を監視し、医療の質の向上と安全を図る強い権限を持った専門機関が必要である。医療事故は個人犯罪ではなくシステムエラーとしてとらえるべきである。対策には病院に対する改善命令や処分、医師に対する免許の停止や制限、再教育が組み込まれなければならない。医療費は年間三十兆円を超える。この巨額の事業を適切なものにするためならば、調査監視に〇・五％程度の費用をかけることをためらうべきでない。年間予算一千億円規模のしっかりした調査機関をつくる必要がある。

現時点で真摯な努力をしなければ、日本の医療は荒廃に向かうと予想する。

三つの疑問――あとがきにかえて

本書は「慈恵医大青戸病院事件」という書名だが、主題は青戸病院事件ではない。私は本書を医療倫理の教科書のつもりで書いた。一般的に倫理学は哲学の一分野とみなされることが多い。世の中の現実から離れた象牙の塔の奥深くに存在するものとの印象がある。しかし、医療倫理は現実そのものである。本書に書いたように、医療側と患者側に多少食い違いがあるかもしれないが、医療倫理は明確に実在し、医療従事者の行動を規定している。患者の健康だけを思って努力していればよい時代は終わった。自分の努力や考えが患者に受け入れられているか、社会にも受け入れられるものであるかを常に配慮しないといけない。

私は学生時代に大学で医療倫理を教わった記憶がない。大学卒業後三十年、医療情勢は大きく変化し、現在、多くの大学で医療倫理についての授業があると聞く。授業がどのような形式で行われて、どのようなことが教えられているのか私は知らない。医療と関係のない一般的な倫理学の教科書の記述は総論が大半を占める。主たる議論は倫理を哲学的にどう捉えるかである。倫理学が文学部哲学科出身者に支えられていることもあり、大陸合理主義の大哲学者（カント、ヘーゲルなど）

の影響が大きいのかもしれない。強引で多少狂ったところのあるようにみえる巨大な体系の中で倫理が位置付けられ、議論される。倫理がどのようなものかを研究するのならばこれでもよいかもしれないが、医療倫理は実学であり、こうした哲学的倫理学とは全く別なものとして教える必要がある。

私は、医療倫理の授業はケーススタディを中心に組み立てるべきだと思う。医療倫理は哲学的議論で演繹的に導きだされるものではない。医療倫理は具体的な事故や紛争から得られた教訓集のようなものである。医事紛争は医療従事者の連携ミス、誤認、医療水準の問題、手続きの不備、医療に対する認識の食い違いなどから発生する。憎しみ、恨みなどの感情が生まれこれが伝播する。解決するために、調査、説得、説明、法廷での争いや調停、金銭がからむ。このような状況を理解するにはケーススタディ以外ありえない。

はしがきにも書いたが、本書は実際に医療を実践している医師としての意見である。事件がマスコミに登場して以来、現場の医師の意見がマスコミに取り上げられることは皆無だった。なんとか私の意見を世に伝えたいと考えた。二〇〇三年十一月から十二月にかけて、本書の核心部を複数の雑誌に持ち込んだが掲載してもらえなかった。また、日本経済評論社に行き着く前にいくつかの大手出版社に本書の出版を断られた。私の原稿の出来が悪いためかもしれないが、現場医師の本音の議論をマスコミ全体として排除しているように感じた。医療事故を議論する上で、マスコミ全体の暗黙の了解として、すべての現場の医師を悪ととらえており、この暗黙の了解にだれもが従っているように感じた。わが国のマスコミ全体に見受けられる現象であるが、明確に誰かが命令するわけでもないのに、統一歩調をとる。個別に報道人と話すと、記事から受ける印象と異なり、しっかりした理解力と個人としての思考能力を持っていることもある。それにもかかわらず、マスコミ全体としてみると異様な画一性に陥っている。

私の意見はマスコミに受け入れられなかったが、一方でマスコミうけのよい医師も存在する。彼らは往々にして実質的に医師としての仕事をしていない。彼らは徹底して患者側に立つことで自分の地位を高める。極めて平易で、優しい言葉を使う。善意のみを語る。彼らは患者にとって快でない言葉を使用する医師をそれだけの理由で非難する。彼らが医療の不確実性や経済的理由による医療の限界を率直に語ることはほとんどない。たとえ病院長の立場にあっても、医療を責任をもって実践する与党的立場にあるわけではない。現場の医師に無理難題を要求したり、理不尽に非難したりする。これがまた患者にうける。自分が見のがした大きな病気を発見して迅速に対処した部下の医師を、患者に不安を与えたとして強く非難するような医師も実際に存在する。言論との間に矛盾が生じるので本格的医療から離れざるを得なくなる。彼らには、悪い条件のなかでときに発生するおもわしくない結果に耐えつつ、必要な本格的医療を責任をもって実践し続ける与党的医師の実力はない。一般向けの医療の本は、実はこうした直接患者に対し責任を負っていないマスコミ仕様の医師が書いたものが多い。医療倫理について書かれた本を読む際に、著者の立場を見極めることの重要性を強調したい。

私は、医師、看護師など直接患者に接する機会の多い職種を目指す若い人に本書を読んでもらいたいと願っている。患者のために医療の質を高めることはもちろんだが、自分を守ることを常に考えておく必要がある。自分を守るということは責任逃れをすることではない。医療の安全に常に留意し、適切な手続きを怠らないことである。また、事故が発生したときには、まず患者の安全を可能な限り確保し、適切な手続きで原因を究明し、引き受けるべき責任を回避しないことである。医師になれば、一生の間に少なくとも十回以上紛争に巻き込まれると思う。いい加減な対応は身を滅ぼす。医師になる前に、紛争の実態とそこで交わされる議論を把握し、そこに身を置く覚悟をしておく必要がある。

本書は医療倫理の教科書のつもりで書いた。原稿を書きながら、考えたことを講演や手紙で多くの方に伝えてきた。こうした活動を行ううちに、本事件についての情報が寄せられるようになってきた。私は、当初、事件そのものの真相には大きな興味は持っていなかった。また、調査のための時間、資格、能力を持たないため、真相を解明するための情報を集められるとは思っていなかった。実際、本書では医療の基本構造を議論しており、事件の真相に迫ろうとしていない。

情報が寄せられるにつれて、本事件の真相と、社会での処理の仕方とその是非についてより深く考えるようになった。本事件がマスコミの報道通りのものでないことが分かってきた。

寄せられた情報の真偽を確認すべく、報道人を含む複数の知人に、本事件に注目すること、公式情報を収集することを働きかけた。本書脱稿の時期に、厚生労働省から慈恵医大青戸病院事件に関する書類が開示された。事件を再現できるような詳しい情報は含まれていなかった。また開示された情報以外の報告をうけていないとのことだった。厚生労働省は、独自に調査しなかっただけではなく、事件の具体的経緯を示す詳細な報告書を検討しないまま医師を処分したことが分かった。

厚生労働省から開示された文書には、輸血に問題があったことを示唆する記載があった。慈恵医大青戸病院から厚生労働省への平成十五年九月二十五日付の報告には八項目の改善策が示されていた。七項目は手続きに関することで、直接生死に関わることではない。目を引いたのは第四項目である。ここには輸血についての改善策が記載されていた。

4　輸血オーダーから実施までの連携を強化することとし、従来は、輸血在庫分全てを使用した場合は、医師のオーダーに基づいて発注していたが、不測の事態に備えて、常に一定量の在庫を確保するように改めた。
また大量出血等で同型の輸血在庫が無くなった場合は、緊急避難的にO型血液を使用することを取り決めた。

この改善策から、事件当日、在庫の同型血液がなくなったこと、一定量の在庫を常に確保しておく取り決めがなかったこと、追加輸血のオーダーから輸血実施までの連携が悪かったこと、ついには、輸血が間に合わず危機的状況になったことがうかがわれた。こうしたとき、「輸血療法の実施に関する指針」（厚生省医薬安全局長通知、医薬発第七一五号、平成十一年六月十日）ではO型赤血球濃厚液を使用すべきとされている。慈恵医大があらためて取り決めるまでもなく、以前より、政府が公式に求めていたことである。改善策から、本来なら使用されるべきO型赤血球濃厚液が使用されなかったこと、慈恵医大では緊急時にO型赤血球濃厚液を使用することが周知徹底されていなかったことが推測できる。となれば、患者が死に至ったことについては、手術を実施した泌尿器科医だけでなく、輸血の教育と訓練、体制整備を任務とする輸血部長、術中の輸血を管轄する麻酔医にも相応の責任があることになる。詳しい経緯が明らかでないのではっきりしたことがいえないが、もし、O型赤血球濃厚液の使用で患者の死を防げた可能性が高いとすれば、輸血部長と麻酔医の責任はさらに大きくなる。

現代医療は巨大で複雑なシステムとして機能している。右に述べたように、医療事故が複合的に発生するという命題は本事件でも正しさを失っていない。刑法は個人を対象とするものであり、システムの問題を扱えない。警察は、システムの問題を無理に個人の問題にするために人格攻撃キャンペーンを行ったようにみえる。警察の無理な行動は法治国家としての日本を危うくする。医療の安全を高めるためだけでなく、法治主義の観点からも、システムとしての医療を調査、監視、指導、処分する強い権限を持った常設機関がどうしても必要である。

平成十五年十二月二十五日付の慈恵医大から厚生労働省への医療事故経過報告書には、主として事件後慈恵医大がとった諸々の対応が記載されていた。この中に同年十二月一日付の大学事故調査委員会報告書の存在が記載されていた。この報告書は家族に届けられ、内容が慈恵医大の教職員に説明されたという。決定版らしいこの報告書は、情報開示請求に対する厚生労働省の返答によれば、医療の監督官庁である厚生労働省には提出されていない。

私にはどうしても知りたいことが二点あった。第一点は患者への具体的な説明内容であり、第二点は患者の死が不可避になった分岐点である。この報告書を確認したいと思ったが、公表されていなかった。ある報道人が慈恵医大にこの報告書の開示を求めたが、患者家族がプライバシーを理由に報告書の公表を拒否しているとして断られた。

本来、事故報告書は再発防止のために作成される。目的からして公表されるべきものである。事故の直接的原因、間接的原因を分析し、再発防止のために何をすべきか提言しなければならない。本書で触れた名古屋大学や横浜市立大学での医療事故では詳細な事故報告書が公表され、有益な提言がなされた。透明性を確保したことで名古屋大学も横浜市立大学も信用を回復できた。なぜか慈恵医大青戸病院事件では報告書が公表されないままである。患者や病院関係者のプライバシーは個人名を伏せることで守られる。事故の経緯はどう考えてもプライバシーに含まれるべきものではない。事故の詳細な経緯は再発防止のためにはどうしても公表されなければならない。患者のプライバシーは公表を妨げる理由にならない。私は、この報告書の隠され方に理不尽なものを感じている。隠すべき理由が他にあるかもしれない。先にあげた二点、すなわち、患者への手術の説明内容、患者の死が不可避になった最終的原因に加えて、報告書が公表されなかった真の理由が三点目の解明すべき課題として残った。

二〇〇四年八月五日

小松秀樹

内容、成績を発表することで、医療の進歩に寄与するとともに、批判可能性を担保しなければならない。

75　新しい診療技術を採用したり、示唆に富む症例を経験した場合には、学会、専門雑誌に発表することで、医療の進歩に寄与するとともに、批判可能性を担保しなければならない。

第1552会部長会議　承認　2003年 7 月28日
第1556会部長会議　改正　2003年10月20日

る。過去の当該科での成績、文献上の証拠を材料に、構成員による合理的議論を通じて指針を決定する。明文化することにより議論や批判がしやすくなる。治療方法の統一性が保たれ、成績の評価が容易になる。ただし、診療指針で定められた診療行為は、あくまで選択肢の一つであり、他の選択肢を提示せずに指針を患者に押し付けてはならない。

69　診療指針は大きな問題がない限り一定期間変更しない。適当な時期に成績をまとめて評価する。評価とその時点での文献の検討から、次の診療指針を作成する。

70　各診療単位の主たる診療対象となっている疾患については、患者データベースを作成する。

71　主要な疾患の治療成績、多数実施している手術や検査の成績を指標（悪性腫瘍の生存率、血管開存率、術後合併症の頻度、検査の正診率、検査に伴う合併症の頻度等）を決めて評価し、質の改善に役立てる。

（情報の収集と共有の努力）

72　医療は日々変化し続けている。医療の質を高く保つために、扱っている主要な疾患について、常に系統的に情報を収集する。また、収集した重要な情報は診療単位の構成員で共有するよう努める。

具体的には、学会で得られた重要情報をカンファレンスで報告し共有を図る。また、抄読会等で医学雑誌に発表された情報を系統的に収集する。大半の医学情報は英語で発信されているので、英文情報の収集を含むことが望ましい。また、こうした情報収集の記録を残す。

73　個々の患者で問題が発生した場合、その問題の解決法を考えるにあたり、過去の文献を検索する。また、こうした情報をカンファレンスの場で提示し、当該診療単位の構成員で共有を図る。また、こうした情報収集の記録を残す。

（診療成績の発信）

74　各診療単位での重要な疾患については、学会、専門雑誌等に診療

(医療事故)

61　医師は医療事故防止のために常に患者の安全に留意して行動する。

62　医療事故防止のための各種マニュアル（虎の門病院医療事故防止マニュアル、ならびに、誤認防止、情報伝達エラー防止、患者の反応の観察等に関する各種マニュアル）を遵守する。

63　インシデント、オカレンスがあれば所定の手順で報告し、病院の安全対策の資料として役立てる。同時に、事故防止のための対策を各部署でも独自に考える。

64　医療事故発生時には「虎の門病院医療事故防止マニュアル」中の「医療事故防止システムと発生時の対応」、に従って誠実な態度で誠意ある対応をする。まず、現場の医師は患者の安全のための緊急処置を講じ、ついで当該診療単位の部長（あるいは部長に準ずる医師）に報告して指示を仰ぐ。部長（あるいは部長に準ずる医師）は緊急処置以後の医学的処置を主治医、担当医と検討する。さらに、医事課長に連絡し、医療安全管理者、医療安全統括者に報告する。これら関係者と以後の対応を協議し、適切に対処する。

65　協議すべき対応には、事実経過を可能な限り正確に把握し記載すること、原因究明の努力を尽くすこと、患者・家族に事故の経過、原因を誠実に伝えること、報告書を作成すること、必要に応じて補償のための対応をとること、事故の性質と重要性に応じて、関係官庁に報告することやマスコミに公表することが含まれる。

(緩和ケア)

66　疼痛を含め、患者にとって不快な症状や精神的苦痛の緩和に努める。特に、疼痛については、「虎の門病院疼痛緩和マニュアル」を参考にして系統的に対処する。

67　治癒を望めない患者、死期の近い患者には、精神的にも肉体的にも、可能な限り快適に、かつ、人間としての尊厳を保ちつつ過ごせるよう配慮する。

(診療指針、患者データベース、成績評価)

68　各診療単位は扱っている主要な疾患について診療指針を明文化す

なる立場で接触することを依頼し、患者の精神的状況の把握に努める。必要な場合には臨床心理士あるいは精神科医に援助を仰ぐ。

51 同意書に署名を求める場合は、他の医療機関の医師の意見（セカンド・オピニオン）を聞くことが可能であること、その際には必要な資料を提供することを伝える。

52 経験の少ない診療行為を実施する際には、その旨患者に説明し、準備状況についても説明する。患者が希望すれば経験の豊富な医療機関に紹介する。

53 虎の門病院で実施していない診療行為でも、他の医療機関で相当程度実施されているものについては説明しなければならない。また、希望があれば適切な医療機関に紹介する。

(患者の自己決定権の限界)

54 患者の希望があっても、当該診療科に経験がなく、かつ、十分な準備のない診療は、原則として行なってはならない。

55 患者の希望があっても、倫理や法律に反する行動をとってはならない。

56 患者の希望があっても、医学上適切と思われない診療行為は実施しない。

57 適切でない診療行為は、他の医療機関で行なうとしても、その実施に承認を与えたり、実施の援助をしない。

(死亡時の対応)

58 患者が死亡した場合、患者家族は死因の説明を受ける権利を有する。医師は可能な限り説明しなければならない。生前の臨床情報で死因が十分に説明できない場合は、病理解剖を提案し、死因解明の努力をする。

59 不審死あるいは死体に異状があると認めた場合、24 時間以内に所轄警察署に連絡し、死因の解明を警察、司法にゆだねる。

60 医療過誤や医療事故による死亡の可能性が否定できない場合には、医事課長を通じて調査委員長に連絡し、死因解明の手段について判断を仰ぐ。

に必要な能力がないと判断される場合、あるいは、説明が本人にとって有害と判断される場合には、本人の理解力や状況に応じた説明をする。別に、親権者、後見人に十分に説明して同意あるいは理解を得る。

43　病状の説明に際しては、事実と推測を区別する。根拠のない推測は避け、わからないことはわからないと率直に説明する。

44　侵襲を伴う診療行為（手術、検査等）を実施する場合には、病状の説明に加えて、当該診療が必要な理由、診療の具体的内容、予想される身体障害と合併症、実施しない場合に予想される結果、他の手段とその利害得失、実施後の一般的経過等を説明し、同意を得なければならない。また、説明内容と同意の記録を残さなければならない。ただし、緊急事態で同意を得ている時間的猶予がない場合に限り説明を省略できる。

45　重要な説明には、看護師等医師と異なる立場の医療関係者が立ち会うことが望ましい。また、患者の同意の得られる場合は、患者が信頼する家族あるいは親族の同席が望ましい。

46　重要な説明は、静かで落ち着いた、外部からみられず、音声が外部にもれない部屋で行なう。

47　重要な説明では、説明文書をあらかじめ渡して、理解の向上を図ると共に、患者に説明文書中の不明点、疑問点を前もって確認することを要請する。不明点、疑問点があれば説明に際し、重点的に説明して、理解の向上を図る。

48　重要な説明では、説明中には節目ごとに、また、説明終了時にも、理解できないことがないか確認し、質問を受ける。理解できていないと思われる場合には立ち会いの看護師等に医師と異なる視点からの補助を求めるなど、理解を得るための努力を惜しまない。必要な場合、説明の機会を複数回設けて理解の徹底を図る。

49　説明直後に同意書への署名を求めることは極力避ける。別の場所で家族あるいは知人と十分相談できるよう配慮する。

50　治癒の可能性が低い場合等、患者の心理的ストレスが大きい場合には、説明後、患者と密に接触して、反応を確認し、あるいは、ストレスの軽減を図る。また、説明に同席した看護師にも、医師と異

のすべての医師は個別に調査委員会に調査検討を要請することができる。また、調査要請の行動そのものを理由に人事上、不利な扱いを受けることはない。

35　主治医、担当医は入院患者の経過、画像診断、検査値を経時的に検討して、病像を確認あるいは修正する。重要な変化があった場合や、再構成した病像を変更せざるを得ない場合は、カンファレンスで、時間的猶予のない場合は部長（あるいは部長に準ずる医師）に直接報告して、その後の診療方針を議論し、必要があれば変更する。

36　主治医、担当医は診療方針と診療予定を患者に伝える。診療方針が変更された場合には変更理由と変更後の方針を説明する。検査、投薬についても、その開始前に概要を説明する。

37　主治医、担当医は自分の専門外の医学的判断が必要な場合には、適切な他の診療科の医師の判断を求めなければならない。

38　部長（あるいは部長に準ずる医師）は必要に応じて複数の診療科による診療方針検討のための会議を召集できる。

（入院と退院）

39　入院決定時には明確な入院目的を設定し、入院診療計画書に記載する。これを患者に説明し、同意を得る。

40　退院時には入院中の診療の結果と得られた情報を患者に説明する。また、紹介医にも入院経過を報告する。さらに、退院後の療養方針と計画を検討し、これを患者あるいは代理人に伝え、あるいは、相談を受ける。また、必要に応じて、後方施設や地域の介護サービスと連絡をとり、退院後の療養継続を円滑に進める。

（説明と同意）

41　患者は自身の病状について説明を受ける権利を有している。医師は患者、あるいは、患者の代理人に対し、患者の病状、診療計画、治療内容、検査の結果等を適宜説明しなければならない。

42　説明は当該診療を直接担当する医師が患者本人に説明して同意あるいは理解を得ることを原則とする。

ただし、小児や知的障害、精神的問題を有する患者などで、同意ティカルパスが使用されている。院内で承認を受けたクリティカルパスを使用する場合、クリティカルパスに含まれる診療内容、想定内の経過等、前項の記録すべき内容の一部はクリティカルパスで代用できる。

27　個々の診療行為の記録は、診療行為の担当者（手術記録ならば術者、麻酔記録ならば麻酔医、内視鏡検査ならば検査実施医等）が責任をもって記載する。

28　診療録に記載した場合、記載者はその都度署名しなければならない。

（診療方針の決定と変更）

29　部長（あるいは部長に準ずる医師）は少なくとも週1回カンファレンスを開催し、管理下にある全患者の診療の基本方針を討議に付す。診療方針の決定は当該診療単位の全員一致を原則とする。カンファレンスでは既往歴、現病歴、身体所見、検査値、画像診断等から、患者の病像を再構成する。これに、過去の文献上の証拠、患者の社会的背景、意思等を加え、合理的議論によって診療方針を決定する。特定の医師の恣意や、科学的裏付けのない権威を診療方針決定の根拠としない。

30　特に、手術については手術前にカンファレンスで病態、全身状態を根拠となる画像診断、検査データと共に提示し、手術方法、麻酔方法が適切か再確認する。

31　カンファレンスには看護師、あるいは、必要に応じて他の職種の代表者にも出席を要請する。方針決定に際し、看護師、あるいは、関連職種の担当者の意見を聞く。同時に方針決定の経緯をその職種の他の関係者にも伝達するよう要請する。

32　医師は予定された診療行為が適切でないと判断した場合、この判断を変更することなく当該診療行為を実施してはならない。

33　医師は予定された診療行為が適切でないと判断した場合、カンファレンスでその旨表明し、合理的議論で適否を検討しなければならない。

34　深刻な意見の対立が合理的議論で解消されない場合、虎の門病院

19　部長（あるいは部長に準ずる医師）は、深夜、休日を問わず、当該診療単位の主治医、担当医の連絡を受け、必要に応じて出勤し、診療を指導、監督、あるいは担当しなければならない。

20　主治医、担当医が何らかの理由で緊急時の対応ができない場合、当該診療科の他の医師は自分が主治医、担当医でなくても、病棟看護師の連絡を受け、必要に応じて診療を担当しなければならない。

（コメディカルとの協調）

21　質の高い医療を提供するためには、コメディカルとの良好な協力関係が不可欠である。関連職種各職員の自発的努力が医療の質を高める。このためにも、協力にあたっては互いの人格を尊重しなければならない。

22　病棟での診療内容の指示は所定の手順にしたがい正確に伝達する。

23　看護師を含めたコメディカルから、入院患者の診療の要請があった場合には、速やかに診療し、その結果をコメディカルに伝える。

24　普段より看護師を含めたコメディカルと、診療内容や患者の反応について円滑な意思疎通に努める。特に、コメディカル側に診療内容に疑問があった場合、積極的に医師に伝えることを奨励し要請する。診療内容によってはコメディカルが法的責任を問われることがありうるので、疑問には誠実に答える義務がある。こうした意思疎通の努力が医療の質の向上につながる。

（記録）

25　主治医、担当医は入院診療録に主訴、既往歴、家族歴、現病歴、身体所見、検査所見等を、患者、家族等へ開示されることに留意し、読みやすい字体で記録する。略語での記載は可能な限り避け、理解しやすく、誤解の生じにくい言葉を使用する。さらに、画像診断や検査値の解釈、診療方針、診療経過、カンファレンスでの議論の概要を記載する。また、説明文書、同意書、手術記載、麻酔記録、検査結果等必要な書類を作成あるいはファイルする。また、退院後、2週間以内に退院要約を作成して診療録を完成させる。

26　頻度の高い疾患に対する特定の診療を円滑にすすめるためにクリ

医師[注])、主治医、担当医のチームが診療を担当する。チームとしての意思決定の過程が、医療の質と安全を高めるのに不可欠であるとの理由により、単独での入院診療は原則として認めない。

8　入院診療を担当する診療単位の部長（あるいは部長に準ずる医師）は、少なくとも週1回の管理者回診を行ない、当該診療単位の全入院患者について、個々の医師の診療状況を把握し、助言・指導する。

9　主治医とは、患者の診療に主たる責任を有する医師を指す。

10　担当医とは、主治医の指示と指導の下、主治医の診療を補佐、あるいは自ら診療を実施する医師を指す。

11　研修医が担当医として診療に参加する場合には、常に、指導医、及び、上級医の指導の下に診療行為を行なうものとする。

12　主治医、担当医は毎日担当患者を診察して病状を把握し、所見を速やかに診療録に記載する。また、患者の要望、訴えを聞き、これに誠実に答える。

13　部長（あるいは部長に準ずる医師）は主治医を兼任できる。

14　主治医資格は各診療科の学会の専門医あるいは認定医の資格を有するか、あるいは、同等の診療能力があることを必要条件とし、当該診療単位の部長（あるいは部長に準ずる医師）が認定する。

15　主治医資格のある医師同士がチームを組んで、患者毎に主治医、担当医を異にしてもよい。

16　チーム編成は部長（あるいは部長に準ずる医師）が定める。

(緊急時の対応)

17　部長（あるいは部長に準ずる医師)、主治医、担当医は可能な限り連絡先を明らかにしておく。

18　主治医、担当医は、深夜、休日を問わず、緊急時には病棟看護師からの連絡を受け、必要に応じて出勤し、診療にあたらなければならない。

注〕当該診療科の診療を専門とする常勤部長不在の科にあっては本院では医長あるいは先任医師を指す。分院では診療担当責任者として指定されている。

【資料3】

医師のための入院診療基本指針　虎の門病院

（原則）

1 （医師の責任）　医師の医療上の判断は命令や強制ではなく、自らの知識と良心に基づく。したがって、医師の医療における言葉と行動には常に個人的責任を伴う。

2 （医療の質の向上）　虎の門病院は時代時代の最良の医療を提供することを自らに課している。とくに、入院診療は病院における医療活動の根幹であり、入院診療の質を高く維持するために不断の努力が求められる。

3 （患者の権利と健康の尊重）　診療に際し、患者の権利を損なうことのないよう細心の注意を払わなければならない。患者の人格を尊重し、患者個人の秘密を守り、患者の健康と安全を全てに優先させなければならない。

4 （診療行為とその正当化の手続き）　医療は個々の診療行為とそれを正当なものにする手続きからなる。診療行為正当化の手続きとは、診療行為実施の前に、適切な手順で適切な内容の説明を行ない合意を得ること、また、実施後、結果と診療行為を通して得られた情報を患者に伝達して理解を得ることからなる。

5 （医療の不確実性）　医療はしばしば身体に対する侵襲を伴う。人間の生命の複雑性と有限性、及び、各個人の多様性ゆえに、医療は本質的に不確実である。医療が有害になりうること、医療にできることには限界があることを常に自覚して謙虚な態度で診療にあたる。

6 （医療事故への対応）　医療の安全性を高めるために最大限の努力をしても、医療事故は常に発生する可能性がある。発生した場合には責任を回避せずに誠実に対応する。決して虚偽の説明や、診療録への虚偽の記載をしてはならない。

（診療チームの構成と任務）

7　一人の患者に対し、当該診療単位の部長（あるいは部長に準ずる

7) 実施しない場合の予後　8) 一般的な術後経過　9) その他

同意

泌尿器科部長　小松秀樹殿

上記診療行為について、十分な説明を受け、理解しました。その上で、診療行為を受けることに同意します。また、説明と同意についての原則を理解・承認したことも付け加えます。

年　　月　　日

同意者署名

（続柄）

（同意については患者本人を原則とする）

上記説明の場に同席しました。また同意の意思表示を確認しました。

同席者署名（続柄）

虎の門病院泌尿器科

【資料2】

手術・検査・治療法等　診療行為同意書

説明と同意についての原則

多くの診療行為は、身体に対する侵襲を伴います。通常、診療行為による利益が侵襲の不利益を上回ります。

しかし、医療は本質的に不確実です。過失がなくとも重大な合併症や事故が起こり得ます。診療行為と無関係の病気や加齢に伴う症状が診療行為の前後に発症することもあります。合併症や偶発症が起これば、もちろん治療には最善を尽くしますが、死に至ることもあり得ます。予想される重要な合併症については説明します。しかし、極めて稀なものや予想外のこともあり、全ての可能性を言い尽くすことはできません。こうした医療の不確実性は、人間の生命の複雑性と有限性、および、各個人の多様性に由来するものであり、低減させることはできても、消滅させることはできません。

過失による身体障害があれば病院側に賠償責任が生じます。しかし、過失を伴わない合併症・偶発症に賠償責任は生じません。

こうした危険があることを承知した上で同意書に署名して下さい。疑問があるときは、納得できるまで質問して下さい。納得できない場合は、無理に結論を出さずに、他の医師の意見（セカンド・オピニオン）を聞くことをお勧めします。必要な資料は提供します。

説明

私は患者　　　　　　殿が　年　月　日に受ける診療行為「　　　　　」について下記の通り説明しました。

説明医師署名

立会者署名

説明年月日　　　　　年　　月　　日

説明対象者

説明内容　1）病名　2）診療行為名称　3）必要理由　4）方法の概略　5）合併症・実施後の身体障害の程度　6）別の手段

モグロビン低下による酸素不足により意識は回復せず1ヶ月後に死亡した。

報告書の内容および説明を専門家の見地で検証した結果、学会としては、この麻酔管理に関して何ら問題はないと判断した。従って、今回の麻酔科医の書類送検は誠に遺憾である。

今後は更なる事実関係の調査を進めるものとする。

【資料 1】

東京慈恵会医科大学附属青戸病院における腹腔鏡下前立腺摘除術に関する見解について

2003 年 10 月 1 日
社団法人日本麻酔科学会
理事長　花岡一雄

各種マスコミ等で報じられている東京慈恵会医科大学附属青戸病院において行なわれた腹腔鏡下前立腺摘除術について、本会会員である慈恵会医科大学麻酔科谷藤泰正氏より、報告書が提出され、当時の状況に関する詳細な説明がなされた。

報告書によれば、事象は以下の通りである。

60 歳の男性、術前評価 ps-1、手術申し込みでは、血液型 AB 型、MAP 4 単位、手術予定時間 8 時間で ECG、血圧など一般的なモニター以外に中心静脈圧、観血的血圧の測定も行った。麻酔は硬膜外併用全身麻酔で麻酔科医は日本麻酔科学会専門医の指導下で、研修医が行った。

麻酔中には多少の血圧変動があったが、順調に進み約 6 時間後に膀胱・前立腺摘除、8 時間 30 分後尿道切断、この時、ヘモグロビンが 8.3g/dl（術前 15g/dl）と低下したため、輸血（MAP）を開始した。その後、泌尿器科医の止血の終了を認識させる言葉で、輸血 4 単位（MAP）を行ったのにも拘らず、ヘモグロビンは 7.6g/dl に低下した。更に血圧は低下し輸液（代用血漿、血液製剤・等張液など）、昇圧薬の増量で対応し、麻酔科から輸血のオーダーと開腹止血術への術式変更に踏み切らせた。その間の出血量約 3000ml（尿込み）で徐々に血圧は低下し、心電図上徐脈で脈波のみで心マッサージを開始した。輸血が到着、輸液（著者注：「輸血」の誤り）（MAP）7 単位を行い、約 12 分後に血圧は回復した。手術時間的に約 13 時間、出血量約 6000 ml で挿管のまま病室に帰室した。しかし、患者様は残念なことにへ

[著者略歴]

小《こ》 松《まつ》 秀《ひで》 樹《き》

虎の門病院泌尿器科部長．1949 年香川県生まれ．東京大学医学部卒．都立駒込病院，山梨医科大学等を経て 1999 年より現職．

慈恵医大青戸病院事件

医療の構造と実践的倫理

2004 年 9 月 5 日　第 1 刷発行
2007 年 9 月 10 日　第 5 刷発行

定価（本体 1600 円＋税）

著　者　小　松　秀　樹

発行者　栗　原　哲　也

発行所　株式会社 日本経済評論社

〒101-0051 東京都千代田区神田神保町 3-2
電話 03-3230-1661　FAX 03-3265-2993
E-mail : nikkeihy@js7.so-net.ne.jp
振替 00130-3-157198

装丁・渡辺美知子　中央印刷・根本製本

落丁本・乱丁本はお取替えいたします　Printed in Japan

ISBN978-4-8188-1711-1